Die chirurgische Therapie des Magen-Duodenal-Ulcus

in der Schule von Haberer

Von

Prof. Dr. Franz Spath

Vorstand der Chirurgischen Universitätsklinik Graz

Mit 45 Textabbildungen

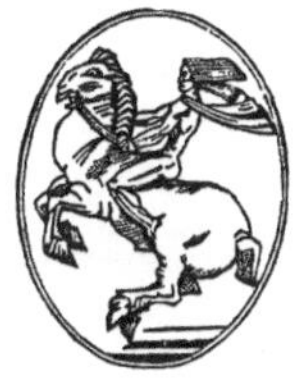

Wien
Springer-Verlag
1950

ISBN-13: 978-3-211-80172-7 e-ISBN-13: 978-3-7091-7762-4
DOI: 10.1007/978-3-7091-7762-4

Meinem ersten klinischen Lehrer

Hofrat Prof. Dr. Dr. h. c. Hans v. Haberer

in Verehrung und Dankbarkeit

zum 3. Mai 1950

Vorwort.

Seit der ersten erfolgreichen, von *Theodor Billroth* ausgeführten Magenresektion sind fast 70 Jahre vergangen (29. Jänner 1881). Die für die Bekämpfung des Magenkrebses erdachten Operationen sind der Ausgangspunkt der chirurgischen Behandlung des Magen-Duodenalgeschwüres geworden. Eine Unsumme klinischer und experimenteller Arbeit schuf die Voraussetzungen, die es heute ermöglichen, ein Leiden, das in seinem akuten und chronischen Verlauf zu lebensbedrohlichen Komplikationen verschiedener Art führt, aber auch ohne solche Komplikationen oft genug nur ein Leben in rhythmisch sich wiederholenden Qualen erlaubt, mit chirurgischen Methoden wirksam zu bekämpfen. In der Entwicklung der Ulcuschirurgie lassen sich im wellenförmigen Verlauf Perioden des Fortschrittes und nicht ausgebliebener Rückschläge erkennen. Weit entfernt, für den wissenschaftlichen Fortschritt die Bedeutung der oft zeitlich übereinstimmenden Arbeit von Forschern der verschiedensten Nationen zu unterschätzen, dürfen wir für unser Thema wohl mit Recht den Anteil der österreichischen Chirurgie und insbesondere der Wiener Schule hervorheben, die durch *Th. Billroth, A. v. Eiselsberg* und ihre Schüler einen unvergänglichen Beitrag zum Fortschritt in der Behandlung dieses Leidens geleistet haben. Auch die Grazer Klinik hat ein verpflichtendes Erbe auf diesem Gebiete zu verwalten, da ihre Annalen die Namen berühmter Chirurgen führen, welche die Probleme der Ulcuschirurgie in entscheidende Bahnen geführt haben: *Carl Nicoladoni, Viktor v. Hacker, Hans Finsterer, Hans v. Haberer* und *Wolfgang Denk*.

Als Schüler Hofrat *v. Haberers,* meines ersten klinischen Lehrers, fühle ich die besondere Verpflichtung, die von ihm inaugurierte Schule der Ulcuschirurgie nach den von ihm vertretenen Auffassungen weiter zu führen und nach Kräften auszubauen, in steter Dankbarkeit dafür, daß er mich am Anfang meines Weges in die Klinik begleitete und führte. So soll in dieser Arbeit der Anteil *v. Haberers* an der Entwicklung der Ulcuschirurgie und die durch ihn und seine Schule vertretenen Auffassungen in der chirurgischen Behandlung des Ulcusleidens behandelt und klargestellt werden. Es wird sich daraus von selbst die Größe des Verdienstes und die Bedeutung der Lehren *v. Haberers* ergeben, der seit mehr als 30 Jahren für die radikale Resektion beim Ulcus eintritt und mit diesem Standpunkt in der Frage der Resektion die Forderung nach Anwendung möglichst physiologischer Methoden verbunden hat. Das Problem der Behandlung wie der Prophylaxe des gefürchteten Ulcus pepticum jejuni hat eine Lösung gefunden, in der den intuitiv gefaßten Forderungen *v. Haberers* Rechnung getragen ist. Wenn nun auch das Problem der großen Magenresektion mit klaren Indikationen und mit gesicherten Ergebnissen ihrer Leistungsfähigkeit in den wesentlichsten Punkten erklärt erscheint, so könnte zum Vorteile unserer Kranken mit der breiteren Anerkennung der Auffassungen *v. Haberers,* daß die physiologischeren Resektionsmethoden des B I und der von ihm eingeführten terminolateralen Modifikation die besseren funktionellen Ergebnisse zeitigen als die von der Norm am weitesten abweichende Methode des Billroth II, der noch fehlende Schritt zur Ausschaltung verschiedener als operative Nachkrankheiten bezeichneter Störungen getan werden.

Denn wir dürfen feststellen, daß die Technik der großen Magenresektion einen Stand erreicht hat, der einen sicheren Weg zur Heilung des Ulcusleidens in einem hohen Prozentsatz verbürgt. Im Gegensatz dazu befindet sich das neuerdings wieder aufgegriffene Verfahren der Vagotomie derzeit noch immer im Zustand sich wandelnder Indikationen und noch nicht gesicherter Erfolge, so daß die abwartende Haltung vieler Chirurgen, darunter auch *v. Haberers*, gerechtfertigt ist. Es liegt in der Natur des Ulcusleidens, daß die Methoden der Resektion, solange es lebensgefährdende Komplikationen des Ulcus gibt, ihren Wert behalten werden.

Dieser vorher bezeichneten Aufgabe soll diese Arbeit dienen, bei der die Assistenten der Klinik, Dr. *Amann* (Indikationen), Dr. *Caithaml* (Komplikationen), Dr. *Holzer* (Anästhesie), Dr. *Köle* (Historische Entwicklung der Operationsmethoden) und Dr. *Stolzer* (U. p. j.) sich als treue Mitarbeiter erwiesen haben.

Wir haben dabei bewußt auf eine zahlenmäßige oder statistische Bearbeitung, außer dort, wo sie unerläßlich war, verzichtet, weil es uns zunächst auf die Darstellung des prinzipiellen Standpunktes der operativen Behandlung des Magen-Duodenalgeschwüres in der Schule *v. Haberer* ankam. Wir dürfen hinzufügen, daß die nach diesen Grundsätzen erreichbaren Erfolge wegen der Einhaltung möglichst physiologischer Grundsätze auch entsprechend günstig sind, ein Ergebnis, das durch die laufend durchgeführten Kontrollen unserer Patienten bestätigt wird.

Graz, am 3. Mai 1950. **F. Spath.**

Inhaltsverzeichnis.

I. Einleitung.

Wie bereits im Vorwort ausgedrückt, sind es vor allem operativtechnische Probleme, welche zur Erörterung und Beurteilung kommen sollen. Dabei ist mir völlig klar, daß nicht nur ein oft abgehandeltes Thema zur Sprache kommt, sondern auch ein Thema, bei dem zwischen Internisten und Chirurgen sowohl, wie auch im Lager der Chirurgen selbst, verschiedene Auffassungen bestehen oder zum Teil, wie wir heute glücklich sagen können, bestanden haben. Während die Resektionsverfahren nach Wert und Erfolgsaussichten im wesentlichen geklärt sind und damit ein großes klinisches Experiment die praktische Lösung gefunden hat, entsteht mit der Propagation des wiederaufgegriffenen Operationsverfahrens der Vagotomie eine neue Entwicklung, welche versucht, den „verstümmelnden" Eingriff der Resektion dadurch zu ersetzen. Diese Richtung der chirurgischen Ulcuschirurgie ist nicht zuletzt dadurch bedingt, daß in einem verschieden hoch bezifferten Prozentsatz der Magenresezierten die Operation, wenn auch das Geschwür beseitigt und ein Rezidiv verhindert wurde, mit verschieden schweren Nachkrankheiten belastet sein kann. In der überwiegenden Mehrheit der Fälle handelt es sich dabei um Fälle der Resektionsmethode Billroth II, die nach Lage des Falles oder auch zufolge der verwendeten Technik solche Folgen nach sich ziehen kann. Eine Untersuchung und Klärung der Frage, ob es möglich ist, auch bei den Fällen, die einer Resektion zu unterziehen sind, in einem noch größeren Ausmaß als bisher ein nicht voll befriedigendes Ergebnis zu vermeiden, scheint uns daher notwendig und berechtigt. Da aber jeder operative Eingriff auf einer klaren Indikation basieren muß und die Erfahrung lehrt, daß gerade die Magenresektion beim Ulcusleiden nur dann den gewünschten optimalen Erfolg zeitigen kann, wenn diese Voraussetzung erfüllt ist, so muß von der Fragestellung der Indikation ausgegangen werden. Völlig klar liegen die Verhältnisse bei den Komplikationen des Geschwürleidens, die eine unmittelbare oder auch mittelbare Bedrohung des Lebens solcher Patienten bedeuten. Wir sind damit bereits bei den absoluten Indikationen zur Operation angelangt.

A. Die Komplikationen des peptischen Geschwürs.

Das chronische peptische Geschwür des Magen- und Zwölffingerdarms, das, als Krankheit für sich, keine lebensbedrohliche Erkrankung darstellt, kann durch verschiedene Komplikationen zu einer äußerst lebensbedrohlichen werden, die ein rasches chirurgisches Eingreifen erfordert.

Die Komplikationen des peptischen Geschwürs sind:

1. Die große Massenblutung und die sich wiederholenden schweren Blutungen.
2. Der Geschwürsdurchbruch in die freie Bauchhöhle (Perforation).
3. Die gedeckte Perforation *(Schnitzler).*
4. Die gutartigen Verengerungen (Stenosen).
   a) Die Cardiastenose.
   b) Der Sanduhrmagen.
   c) Die Pylorusstenose.
   d) Die Duodenalstenose.
5. Die maligne Degeneration eines chronischen Geschwürs.

Diese Komplikationen können jede für sich, aber auch im Vereine auftreten. Ein Zusammentreffen zweier oder mehrerer Komplikationen verschlechtert die Prognose des Einzelfalles und muß bei der Indikationsstellung jeder einzelnen Komplikation berücksichtigt werden, da das Zusammentreffen oft erst später augenscheinlich wird.

1. Die große Massenblutung und die sich wiederholenden schweren Blutungen.

Blutungen aus dem Magendarmtrakt sind eine relativ oft auftretende Erscheinung, die immer als Symptom einer schweren Erkrankung des Verdauungstraktes zu werten sind. Der Art nach unterscheidet man das Erbrechen von Blut und das Abgehen von Blut aus dem Darm. Die Beschaffenheit und die Art des Blutes, das aus dem Darm abgeht, erlaubt diagnostische Rückschlüsse auf den Sitz der Erkrankung. Die häufigste Ursache für eine Blutung stellt die plötzlich auftretende große Massenblutung und die sich wiederholende schwere Blutung aus einem chronischen, peptischen Geschwür dar. Doch gibt es mannigfache Ursachen, die zu einer Blutung aus dem Magendarmtrakt führen können. *Friedenwald* stellte 47 Ursachen zusammen, die zu einer Magendarmblutung führen können. Aus der Größe der Blutung kann man keine Schlüsse auf den Sitz der Erkrankung ziehen. Die häufigste Ursache ist und bleibt jedoch die Blutung aus einem Magen- oder Zwölffingerdarmgeschwür.

Über die Größe und Häufigkeit einer Geschwürsblutung schwanken die Angaben des Weltschrifttums wesentlich (*Perelman* 11,5%, *Moosberg* 35%, *Holubec* 89%). Die Ursache für diese großen Schwankungen dürfte in der besseren Diagnosenstellung der letzten Jahre zu suchen sein.

Bei der Ulcusblutung muß man die Einteilung nach der Schwere der Blutung, in kleine okkulte, mittelstarke, in die große Massenblutung bzw. die wiederkehrende große Blutung treffen.

1. Die kleinen okkulten Blutungen treten nicht augenfällig in Erscheinung, sondern können nur durch den chemischen Nachweis im Stuhl diagnostiziert werden. Sie können auch in erbrochenen Speisen als geringe blutige Beimengungen zu sehen sein. Sie führen erst bei längerer Dauer zu einer höhergradigen Anämie und bedürfen nicht eines momentanen Eingriffes, verlangen aber bei langer Dauer und zunehmender Anämie eine strenge Indikationsstellung.

2. Die mittelstarke Blutung zeigt sich durch schwarzen Stuhl und zeitweises Schwindelgefühl an. Im Blutbild ist bereits eine deutliche Anämie festzustellen, doch kann sich der Patient auch bei dieser Form der Blutung wieder von selbst erholen. Auch hier bedarf es noch nicht eines dringenden chirurgischen Einschreitens, doch sollte mit einer chirurgischen Behandlung nicht zu lange zugewartet werden.

3. Die Hauptsymptome der nächsten Stufe, der profusen Magenblutung und der sich wiederholenden großen Blutung, sind Erbrechen von Blut, teils geronnen in Klumpen, teils hellrot, sowie der Abgang von schwarzem geronnenem oder schließlich sogar reinem Blut durch den Darm. Diese Form der Blutung führt über Schwindel und Schwächegefühl rasch zum Kollaps. Durch die eintretende Anämie des Großhirns kann es zu tiefer Bewußtlosigkeit und Krämpfen kommen und schließlich in kurzer Zeit zum Tod an Verblutung führen. In diesem Falle ist ein rasches chirurgisches Einschreiten indiziert.

Die Menge des verlorenen Blutes bei einem eingelieferten Patienten zu beurteilen, ist äußerst schwierig. Man kann die in den Darm verlorene Blutmenge niemals abschätzen; auch die Menge des erbrochenen Blutes kann nicht nur den Laien, sondern auch den Arzt täuschen, da sie — mit Magensaft vermengt — oft als größere Menge erscheint, als dies tatsächlich der Fall ist. Für die Prognose des einzelnen Falles ist auch nicht so sehr die Menge des verlorenen Blutes maßgebend, sondern die Neigung weiterzubluten (*Umber*). Man unterscheidet aus diesen Gründen verschiedene Blutungsarten (*Gordon-Taylor*). Bei manchen Kranken kommt es nach einer profusen Blutung zum plötzlichen Stillstand, ohne daß die Blutung wieder beginnt. Diese Fälle haben eine günstige Prognose. Andere beginnen nach einem freien Intervall neuerlich zu bluten. Gerade diese rezidivierenden Blutungen sind es, die die Prognose erheblich verschlechtern, da sie keinerlei Neigung zum spontanen Stillstand haben. Meist ist auch die Wiederholungsblutung größer als die erste und wird um so augenfälliger, je länger das Intervall war. Patienten, die sich schon länger von der ersten Blutung erholt hatten und die eigentlich als geheilt zu bezeichnen waren, begannen aufs neue und diesmal unstillbar zu bluten. Besonders eindrucksvoll zeigte sich dies in einigen Fällen von Resektion zur Ausschaltung. Gerade im letzten Jahr hatten wir an der Klinik zwei Fälle, bei denen die Resektion des blutenden Duodenalulcus nicht durchführbar war und eine Resektion zur Ausschaltung gemacht wurde. Hier kam die Blutung erst nach Relaparotomie und Umstechung des blutenden Gefäßes nach Eröffnung des Duodenums zum Stillstand, obwohl bei der ersten Operation alle zum Duodenum führenden Gefäße umstochen wurden. Gerade diese Blutungen setzten erst nach großen Intervallen bis zu acht Tagen neuerlich ein. Bei diesen Fällen haben sich, nach unseren Erfahrungen, die große Bluttransfusion und die Dauerbluttransfusion als lebensrettendes Hilfsmittel erwiesen.

Der wichtigste Punkt für die operative Behandlung, ob Früh- oder Spätoperation, bleibt die einwandfreie Diagnose. In jedem Fall, in welchem nicht ein genauer Röntgenbefund ein Ulcus sicherstellt, ist es ein äußerst unangenehmes Gefühl, auf eine reine Blutung aus dem Magentrakt hin zu laparotomieren. In der Diagnosenstellung haben wir außer dem Röntgen noch andere Hilfsmittel. Um zu eruieren, woher die Blutung stammt, leistet uns die Anamnese gute Dienste. Es gibt natürlich auch akute blutende Ulcera, doch diese hören in den meisten Fällen von selbst zu bluten auf, abgesehen davon, daß diese sehr selten auftreten. Meist besteht schon eine längere Ulcusanamnese. In anderen Fällen wiederum gibt uns die Anamnese Hinweise auf eine andere Erkrankung des Magendarmtraktes, die die Blutung hervorgerufen hat. Die weitere Diagnosenstellung hat den Grad der Blutung zu bestimmen. Darüber ein genaues Bild zu bekommen, ist ebenfalls äußerst schwierig. Die klinischen Erscheinungen, wie Schwindel, Schwäche und Kollaps sind keine sicheren Zeichen, da die Widerstandskraft des einzelnen Patienten gegen Blutverluste ganz verschieden ist. Frauen vertragen einen Blutverlust wesentlich besser als Männer, eine Tatsache, die mit der Einstellung des weiblichen Organismus auf Blutverluste zusammenhängt. Auch die Hämoglobin- und Erythrozytenwerte sind kein exaktes Kriterium für den Grad einer Blutung, sondern nur ein ganz gutes Hilfsmittel, wenn die Werte stundenweise bestimmt werden. Lediglich das Verhalten des Pulses und Blutdruckes geben über den momentanen Zustand des Patienten eine genaue Auskunft und bedürfen daher dauernd einer Beobachtung. Um einen Befund über die Ursache der Blutung zu erhalten, ist die Röntgendiagnostik — allerdings nur im Intervall — von großer Bedeutung. Im akuten Stadium der Blutung kann sie nicht verwendet werden. Die Gastroskopie, die von verschiedenen Seiten zur Sicherstellung der Diagnosestellung empfohlen wird (*Benedikt, Chevallier* et *Moutier*), bringt nur schlechte Ergebnisse, da einerseits durch die Gastroskopie die Blutung nur gefördert wird, und man anderseits im blutgefüllten Magen keine genaue Diagnose stellen kann. Jedenfalls muß für die Operation eines blutenden Magendarmgeschwüres unbedingt eine sichere Diagnose gefordert werden, denn es gibt nichts Niederschmetternderes, als ein Abdomen unverrichteter Dinge wieder schließen zu müssen, mit dem Bewußtsein, dem schwer ausgebluteten Patienten durch die Laparotomie nur geschadet zu haben. Das ist auch der Grund, warum die absolute Frühoperation einer Blutung aus dem Magendarmtrakt nicht allgemein anerkannt wird. Es muß eben, wie *v. Haberer* nachdrücklichst betont, streng unterschieden werden, zwischen einer großen Blutung, die aus einem bereits sichergestellten, womöglich röntgenologisch nachgewiesenen, alten Geschwür stammt, und zwischen der Blutung, welche bei einem bisher anscheinend magengesunden Menschen, bei dem keinerlei Verdacht einer Ulcuskrankheit bestand, „wie aus heiterem Himmel" erfolgt. Im ersteren Fall tritt ein Notstand ähnlich wie bei der Perforation ein, weil der Patient sich aus einem im Ulcusgrund klaffenden und arrodierten Gefäß verbluten würde. Der rettende Eingriff muß daher in der direkten Blutstillung bestehen. Gerade an solchen Fällen erweist sich der Wert der großen Bluttransfusion und der Dauerbluttransfusion, unter deren Schutz die Blutstillung mittels Radikaloperation erst erfolgreich wird. Dabei ist klar, daß bei feststehender Blutungsquelle eine möglichst rasche Operation die günstigste Chance ergibt. In solchen Fällen wird die Frühoperation zur unvermeidlichen Notwendigkeit (*Spath*). Diesem Extrem stehen Blutungen gegenüber, bei denen der Ulcusnachweis nicht vorhanden ist und die nach *v. Haberer* „aus heiterem Himmel" auftreten. Dabei soll womöglich jede Operation unterbleiben, weil die Blutung aus einem frischen, flachen Geschwür stammen kann, das bei der Operation nicht zu finden ist; weiters können multiple Ulcera (Gastritis errosiva) vorliegen, wobei dann vielleicht das nichtblutende entfernt und das blutende Ulcus zurückbleibt (*v. Eiselsberg, v. Haberer*) und schließlich brauchen schwere Magenblutungen gar nicht aus einem Geschwür zu stammen (Varicen des Oesophagus und Magens bei Leberzirrhose, hepato-lienale Erkrankungen). Auf der anderen Seite gibt es wieder Fälle, die eine absolute Indikation zum chirurgischen Eingreifen darstellen. Das sind die Fälle, wo Blutung und Perforation oder Blutung und gutartige Stenose zusammen vorkommen. Diese Fälle sind zwar nicht sehr häufig, verschlechtern aber die Prognose weitgehend. Im allgemeinen ist dazu zu sagen, daß blutende Ulcera nicht allzu häufig perforieren, perforierte wiederum bluten. Das liegt schon in der verschiedenen Lokalisation der Ulcera begründet, die das eine oder andere Krankheitsbild hervorrufen. *Kunz* hat an Hand von neun Fällen darauf hingewiesen, daß dieses Ereignis gar nicht so selten, als immer angenommen wird, vorkommt. Es trat entweder Blutung im Anschluß an eine Perforation, die übernäht wurde, auf, oder die Blutung war Vorbote der Perforation. Diese Fälle liefern nach *Kunz* den Beweis, daß zwischen dem pathologischen Geschehen bei der profusen Ulcusblutung und dem freien Durchbruch enge Beziehungen bestehen. Das Vordringen des Geschwürs in der Magenwand kann zur Blutung oder Perforation führen, es können aber auch beide Komplikationen zugleich vorkommen. Dieses Zusammentreffen ist weder bei der Blutung noch beim Geschwürsdurchbruch genügend gewürdigt und in der einzuschlagenden Therapie berücksichtigt worden. Die Schlußfolgerung aus diesen Tatsachen kann nur das Bestreben sein, in einem möglichst großen Prozentsatz die Radikaloperation durchzuführen.

Im Anschluß an diese Tatsache soll gleich die Frage behandelt werden, warum blutet das eine Geschwür und das andere nicht? Hiebei ist der Grund, der zur Blutung führt, von Interesse. Eine mechanische Schädigung, seien es harte Speisen, oder eine Magenüberdehnung durch reichlichen Flüssigkeitsgenuß, kann genügen, um ein in einem Ulcus liegendes Gefäß zum Bluten zu bringen. Aber auch Traumen der Bauchwand haben schon zu einer Blutung aus einem Geschwür geführt. *James R. Lisa* and *David S. Likely* beschreiben fünf Fälle einer profusen Magenblutung und sprechen als Ursache für die Blutung eine Infektion an einer anderen Körperstelle an, die in das bestehende Geschwür gleichsam metastasiert oder dort eine Überempfindlichkeitsreaktion auslöst und so zur Blutung führt. Das periodische Auftreten von Blutungen in den infektionsgefährdeten Monaten, soll sich so erklären lassen. Nach *Orth* stehen der Gefäßverlauf und der Sitz des Ulcus mit der Blutung in Beziehung. Die gefäßärmere Vorderwand wird eher zu einer Perforation als Blutung neigen. Die Hinterwandulcera. die leicht in die umliegenden Organe penetrieren können, erfassen so große Arterienstämme und bringen dadurch das Ulcus häufiger zum Bluten. Solche Blutungen können auch ein größeres Ausmaß annehmen. Handelt es sich doch meistens bei diesen schweren Blutungen um Geschwüre der kleinen Kurvatur, um Zwölffingerdarmgeschwüre, besonders an der Hinterwand und um peptische Jejunalgeschwüre, die auf Grund ihres Sitzes durch die Nähe größerer Gefäßstämme (Arteria hepatica, Arteria lienalis, Arteria coronaria und Arteria pancreatico-duodenalis) zu lebensbedrohlichen Arrosionsblutungen neigen. *Leotta* hat die Erfahrung gemacht, daß in vielen Geschwüren trotz heftiger Blutung häufig Gefäße nicht gefunden wurden, die für die Blutung verantwortlich gemacht werden können. Er führt als Ursache der Blutung eine entzündliche Stauung im Bereich des Ulcus an. Die Blutung erfolgt in solchen Fällen nicht aus dem Geschwür, sondern steht nur in einem ursächlichen Zusammenhang mit ihm.

Die Dauer des Geschwürleidens ist für die Entstehung einer Blutung nicht maßgebend. Es kann ein altes chronisches Ulcus erst nach vielen Jahren zu bluten beginnen und ein akutes Ulcus, wenn es über einem größeren Gefäß entsteht, rasch zu einer profusen Magenblutung führen. Da die Gewebsveränderungen nicht so hochgradig sind wie bei einem callösen Ulcus, wird diese Blutung eher, durch Kontraktion des Gefäßes, spontan zum Stillstand kommen. Beim alten chronischen Ulcus wird sich der Organismus schwerlich durch diese Selbsthilfe retten können, denn durch die narbigen Veränderungen und die starke Bindegewebswucherung sind die Gefäße gleichsam ausgespannt und nicht in der Lage sich zu kontrahieren. Der entzündliche Geschwürstumor ist schon durch geringe mechanische Insulte zum Bluten zu bringen.

Es gibt kein Ulcus, von dem man eher eine Blutung annehmen könnte, denn nicht die Größe des Ulcus und seine Dauer bestimmen den Zeitpunkt und die Schwere der Blutung, sondern einzig und allein, ob und welches Gefäß durch die gewebszerstörende Ulcusbildung getroffen wird. Die Frage, welche Ulcera hinsichtlich der Lokalisation eher zu einer Blutung neigen, läßt sich aus diesem Grunde ebenfalls nur schwer beantworten. Wenn auch die Duodenalulcera häufiger sind, so müssen sie deswegen noch lange nicht häufiger bluten. Eines ist aber sicher, daß gerade sie meist die großen Blutungen, durch Arrosion der Arteria pancreatico-duodenalis, herbeiführen.

Der Grad einer Blutung wird von mehreren Faktoren bestimmt. Der Sitz an einem gefäßreichen Ort oder etwaige Gerinnungsstörungen, die in Verbindung mit der Geschwürskrankheit vorkommen können, verursachen eine viel schwerere Blutung. Auch die entzündliche Stauung nach *Leotta* kann, vor allem, wenn es sich um eine venöse Blutung handelt, erschwerend wirken. Weiterhin wird die Konstitution des Patienten maßgebend sein und den einen eine Blutung ertragen lassen, die bei einem anderen bereits ad exitum führt. Ebenso ist, wie bereits erwähnt, das Geschlecht des Patienten zu berücksichtigen. Alle diese Punkte wird man sich vor Augen halten müssen, wenn man in die Lage versetzt wird, eine Blutung des Magendarmtraktes behandeln zu müssen, um den bestmöglichen Erfolg zu erzielen. Sie sind für die einzuschlagende Therapie von Wichtigkeit, da die Behandlung des blutenden Ulcus nicht schematisiert werden darf, sondern für jeden Fall die geeignete Therapie ausgewählt werden muß. Man kann eben nicht jede Blutung nur konservativ oder operativ beherrschen wollen.

a) Die Behandlung des blutenden Ulcus.

Bei Geschwüren mit den kleinen okkulten Blutungen wird die Therapie nicht so sehr durch die Blutung bestimmt werden, sondern wir werden schon durch die alleinige Behandlung des Grundleidens, nämlich des Ulcus, in der Lage sein, diesem noch kleinen Übel Einhalt zu gebieten. Langdauernde kleine, sogenannte okkulte Blutungen dürfen aber ebenfalls nicht vernachlässigt werden. Sie führen zu einer schweren Herabsetzung der Widerstandskraft des Körpers und zu einer Schädigung des Herzmuskels. Dauernde kleine Blutungen geben ebenfalls eine strenge Indikation zum rechtzeitigen chirurgischen Eingreifen und fallen daher unter die noch zu besprechenden Indikationen zum operativen Vorgehen beim Ulcus (*v. Haberer*). Bei der großen Massenblutung stehen wir eigentlich zwei Erkrankungen gegenüber, erstens der Blutung und zweitens dem Geschwür. Ist uns auch die Blutstillung gelungen, so heißt das noch lange nicht, daß der Patient geheilt ist. Der Blutungsherd bleibt im Organismus bestehen. Welche Möglichkeiten stehen uns überhaupt in der Behandlung eines blutenden Geschwürs zur Verfügung?

1. Die rein interne Behandlung,
2. die rein chirurgische Behandlung und
3. die Vereinigung der beiden vorher genannten Möglichkeiten unter Beihilfe der Bluttransfusion als Hämostypticum sowie Blutersatz und in Form der Dauerbluttransfusion.

Die rein interne Therapie versucht durch blutstillende Mittel, Nahrungkarenz, Eisbeutel oder eine geeignete Diät die Blutung zum Stehen zu bringen, um dann mit den Mitteln des Internisten dem Ulcus zu Leibe zu rücken. Dieser Ansicht waren selbst Chirurgen. So haben *v. Mikulicz* und *Krönlein* um die Jahrhundertwende den Leitsatz aufgestellt, daß blutende Ulcera besser intern zu behandeln seien. In den folgenden Jahren wurde diese Ansicht zwar revidiert, doch die rein interne Therapie hat auch heute noch ihre Verfechter. Dabei werden vor allem die guten Erfolgszahlen der intern behandelten Blutungen ins Treffen geführt. So hat *Kalk* 13% der blutenden Ulcera und 3% aller von ihm behandelten Geschwüre verloren. Er tritt für die absolute Ruhigstellung des Patienten und des erkrankten Gebietes ein. *Meulengracht* legt auf die absolute Ruhigstellung nicht so großen Wert und läßt den Patienten sofort eine Diät in Form breiiger Kost verabreichen. Er hat bei 368 Fällen eine Mortalität von 1,3%. *Umber* hatte unter 1852 chronischen Geschwüren 433 blutende, wovon 41 an Verblutung zu Grunde gingen (9,5%). Man muß bei diesen Zahlen immer wieder betonen, daß ja nur die Blutung gestillt wurde, ohne das Grundleiden zu heilen. Auch sind bei diesen Zahlen sicher nicht alle Fälle blutende Ulcera gewesen und die aussichtslosen Fälle nach langer interner Behandlung, die dem Chirurgen überantwortet werden, nachdem der Internist mit seinen Möglichkeiten zu Ende war, sind ebenfalls nicht berücksichtigt und fallen dann der operativen Behandlung zu.

Die operative Therapie brachte anfangs auch nicht den erwarteten Erfolg. *Von Eiselsberg* war der erste, der ein blutendes Ulcus operativ behandelte. Doch die Erfolge waren so schlecht, daß *v. Mikulicz* und *Krönlein* davon abrieten. Erst bei der Verbesserung der Technik der Magenchirurgie erlangte die operative Behandlung mehr und mehr an Bedeutung. *Finsterer* wies vor 31 Jahren auf die Frühoperation hin; er war es auch, der auf die Wichtigkeit des Zeitpunktes der Operation aufmerksam machte. Da man damals die Bedeutung der Bluttransfusion noch nicht kannte, bzw. diese nur sehr selten Anwendung fand, hatte es keinerlei Sinn, einen völlig ausgebluteten und in seinen parenchymatösen Organen geschädigten Patienten noch zu laparotomieren. Es sollte keine kostbare Zeit durch Zuwarten, ob die Blutung vielleicht doch zum Stillstand komme, verstreichen, sondern durch zeitgerechtes Eingreifen wollte man nicht nur dem Verblutungstod, sondern gleichzeitig auch dem Grundleiden Einhalt gebieten, solange der Patient noch in einem operationsfähigen Zustand war. So wurde die Verblutungsmortalität durch die der Operation ersetzt. Die Frühoperation konnte sich aber nicht recht durchsetzen. Wie bereits vorher ausgeführt, besteht eine Indikation zur Frühoperation, die bei drohender Verblutungsgefahr zu einer dringlichen wird, in jenen Fällen zurecht, bei denen ein älteres Ulcus, womöglich röntgenologisch, sichergestellt ist und daher die Annahme einer Gefäßarrosion nicht nur wahrscheinlich, sondern mit Sicherheit angenommen werden kann. Diese Fälle stellen das Extrem einer Reihe von großen Blutungen dar, die aus einem großen arrodierten Gefäß in kurzer Zeit so massiv sein können, daß der

Verblutungstod droht. Es kann nicht oft genug wiederholt werden, daß die sichergestellte Diagnose des Ulcus die erste Voraussetzung zur Operation eines ausgebluteten Menschen darstellt.

In einer Reihe von Fällen mit sicherem Ulcus, ist die Blutmenge nicht so groß, daß mit einer raschen Verblutung zu rechnen ist. Da wir die Menge des verlorenen Blutes nicht abzuschätzen vermögen und nur indirekt aus Puls und Blutdruckkurve Einblick gewinnen können, wird bei diesen Fällen ein abwartendes Verhalten möglich sein. Durch die Einführung der Blutbanken sind wir in der Lage, mit Hilfe der Blutübertragung, die uns nun jederzeit in ausreichender Menge jede Blutgruppe übertragen läßt, den Versuch einer konservativen Blutstillung zu machen, um dann im Falle der Erholung den Patienten im Intervall von seinem Geschwürsleiden und dessen Komplikationen unter wesentlich günstigeren Voraussetzungen zu befreien. Beim akuten Ulcus, das zur Blutung geführt hat, dürfen wir erwarten, daß durch die gleichzeitige blutstillende Wirkung der Bluttransfusion die Blutung zum Stehen kommt. Unser weiteres Verhalten wird durch die nachfolgende Röntgenuntersuchung und den weiteren Krankheitsverlauf bestimmt. Kommt die Blutung nach einigen Transfusionen jedoch nicht zum Stillstand, so sind wir jederzeit in der Lage, unter dem Schutze der großen und der Dauerbluttransfusion den Patienten zu operieren, ohne ihm durch Zuwarten geschadet zu haben. Wie schon erwähnt, gewann die Bluttransfusion in den letzten Jahren mehr und mehr an Bedeutung. Wir können mit ihr zweierlei erreichen: die Blutstillung und den Blutersatz. Für die Blutstillung brauchen wir nur kleine Dosen, um den Blutdruck nicht zu sehr zu erhöhen. Diese kleinen Dosen kann man beliebig oft geben, ohne dabei den Patienten zu schädigen, wenn der gewünschte Erfolg nicht sofort eintritt; gleichzeitig erhalten wir dabei ein wichtiges Hilfsmittel in der Indikationsstellung, nämlich, daß die Blutung auf konservative Weise nicht beherrscht werden kann. In diesem Falle werden wir dann unter dem Schutz der Dauerbluttransfusion operieren und postoperativ mehrere große Transfusionen als Blutersatz geben. Die Voraussetzung zur Durchführung der großen Transfusion ist das endgültige Sistieren der Blutung, sei dieses Ziel auf operativem oder konservativem Weg erreicht worden. Beim noch blutenden Kranken erreichen wir mit einer großen Transfusion keine Blutstillung. Wir sehen also, daß heute die Blutübertragung in zweifacher Richtung das wichtigste Hilfsmittel in der Behandlung der Magen- und Duodenalgeschwürsblutung geworden ist. Durch sie hat das Problem Früh- oder Spätoperation praktisch an Bedeutung verloren, da wir imstande sind, die Blutmenge des Patienten jederzeit zu regulieren, bevor noch eine

Schädigung der parenchymatösen Organe eintreten kann. Dadurch können wir den Eingriff auch bei einer Wiederholungsblutung nach mehreren Tagen ausführen, ohne uns einen Vorwurf wegen des Zuwartens machen zu müssen. In der Zeit, als *Finsterer* den Vorschlag der Frühoperation machte, war diese sicher der einzig gangbare Weg, doch wird sie durch das kombinierte chirurgisch-konservative Verfahren unter Hinzuziehung der Bluttransfusion mehr und mehr verdrängt werden. Nur bei der einmaligen großen, massiven Blutung mit Verblutungsgefahr, wird die sofortige Operation unter dem Schutz der großen und der Dauertropfbluttransfusion notwendig.

b) Indikationsstellung.

Weite Kreise von Internisten sind der Überzeugung, daß ein blutendes Ulcus rein intern zu behandeln sei und damit die besten therapeutischen Erfolge erzielt würden. Auch nach Aufhören der Blutung wollen sie das Ulcus durch interne Maßnahmen zum Abheilen bringen. Ein Ulcus, das einmal geblutet hat, beweist jedoch durch diesen Umstand, daß es für eine interne Therapie nicht besonders geeignet ist. Das Sistieren der Blutung, das von interner Seite ganz fälschlich als Zeichen der Heilung angesehen wird, kann niemals eine solche sein, denn die blutenden Ulcera besitzen eben eine gewisse Bösartigkeit und neigen sehr zum Rezidiv. Außerdem sind die Mittel, die dem Internisten zur Verfügung stehen, doch recht mangelhafte; er kann lediglich die Bluttransfusion anwenden, doch auch diese ist nur ein Hilfs- und kein Heilmittel. Man darf sich auch durch die relativ niederen Mortalitätsziffern der Internisten nicht täuschen lassen. Wenn man ihren Zahlen noch jene Spätfälle, die bereits vollkommen ausgeblutet, im letzten Augenblick in einem desolaten Zustand als ultima ratio dem Chirurgen zugeführt werden und nun dessen Statistik belasten, zuzählen würde, wäre das Bild ein ganz anderes, ganz abgesehen davon, daß ein Großteil dieser aussichtslos gewordenen Fälle durch rechtzeitiges chirurgisches Eingreifen gerettet werden könnte. Viele Fälle stellen von vornherein für jede konservative Therapie ein aussichtsloses Beginnen dar, wie z. B. die starren Gefäße eines Arteriosklerotikers oder ein derbes callöses Ulcus. *Gordon-Taylor* weist auf eine weitere Komplikation hin, die ein konservatives Vorgehen aussichtslos erscheinen läßt, nämlich das Zusammentreffen von Blutung und Pylorusstenose. Der überdehnte Magen ist nicht in der Lage, infolge des gestauten Inhaltes und des neu zuströmenden Blutes sich zusammenzuziehen; eine Kontraktion des blutenden Gefäßes im Narbengewebe und damit die spontane Blutstillung wird dadurch unmöglich.

Die Trennung in ein konservatives (internistisches) und aktives (chirurgisches) therapeutisches Lager ist auch in dieser Frage unzweckmäßig. Gerade die große Ulcusblutung verlangt die frühzeitige Zusammenarbeit von Internisten und Chirurgen. So muß man sogar postulieren, daß die Behandlung der großen Ulcusblutung überhaupt in die Hände des Chirurgen gelegt werden soll. Denn, wenn der Chirurg dann erst, wenn die Blutung längere Zeit anhält und Transfusionen den lebensgefährlichen Zustand allein — ohne die operative Blutstillung — nicht beseitigen können, unter einem größeren Risiko die Operation unternehmen soll, so entsteht die Frage, warum der Patient nicht früher in die Hände des Chirurgen gegeben werden soll? Denn er ist letzten Endes selbst bei jenen Fällen von Blutung, die keine Minute des Aufschubes der operativen Maßnahmen vertragen, allein in der Lage, das Leben zu erhalten und durch die Radikaloperation die Heilung herbeizuführen. Warum sollte dies nicht unter weniger ungünstigen Umständen indiziert sein? Die Behandlung des Blutenden soll daher in die Hände des Chirurgen kommen. Denn er kann unmittelbar entscheiden, wann der operative Eingriff, nach möglichster Sicherstellung der Diagnose, erfolgen soll. Verschiedene Komplikationen stellen eine absolute Indikation zur Operation dar, — wie das Zusammentreffen von Blutung und Perforation oder Stenose. Bei den anderen Fällen wird man versuchen, zuerst die Blutung zu stillen und erst bei Unvermögen — dann aber sofort — zur Operation schreiten. Die Frühoperation wird von den Internisten abgelehnt, weil sie unnötig sei und die Blutung mit konservativen Mitteln gestillt werden könne. Dies ist nicht zutreffend, denn allzu häufig bleibt der Erfolg aus und ein langes Warten verschlechtert nur die Chance des operativen Eingriffes. Weiter wird behauptet, die Unterbindung des blutenden Gefäßes sei äußerst schwierig. Dem können wir entgegnen, daß wir auf diese Weise nicht die Blutstillung erreichen wollen, da diese Art der Blutstillung viel zu unsicher ist; das Endziel muß die völlige Heilung durch die Radikaloperation sein. Die Einführung der Frühoperation durch *Finsterer* geschah vor der allgemeinen Verwendung der Bluttransfusion. Damals hatte sie in der Hand eines erfahrenen Chirurgen sicher ihre unbestrittene Berechtigung. *Finsterer* mißt auch 1947 noch der Bluttransfusion nicht die Bedeutung bei, die ihr zukommt. Wir glauben aber, uns dieser Ansicht nicht anschließen zu können, denn gerade sie ist ein ausgezeichnetes Hilfsmittel, um die Blutung auf konservative — und sollte diese versagen — auf operative Weise zu beherrschen. Bei der Indikationsstellung ist weiters die Dauer des Geschwürleidens zu berücksichtigen. Mit zunehmender Dauer desselben wird die Aussicht, mit konservativen Mitteln die

Blutung zum Stehen zu bringen, immer geringer. Bei einem frischen akuten Ulcus wird uns dies sicher leicht gelingen, und wir können den Patienten nach genauer Durchuntersuchung im Intervall in gutem Zustand operieren. Auch *Finsterer* schließt solche akute Ulcera von der Frühoperation aus. Die Schwere einer momentanen Blutung muß nicht immer der Grund zu sofortigem Einschreiten sein. Wir wissen ja, daß schwere, einmalige Blutungen spontan zum Stillstand kommen können. Erst die Wiederholungsblutungen, und dabei wiederum die kleineren, gefährden den Patienten. Sie treten nicht mit dieser Plötzlichkeit und Schwere in Erscheinung und werden daher manchmal zu leichtfertig beurteilt, obwohl gerade diese Form der Blutung überhaupt keine Neigung zum Sistieren zeigt. Bei Fällen mit unklarer Genese der Blutung muß man mit aller Sorgfalt bis zum völligen Sistieren der Blutung konservativ behandeln. Steht die Blutung, hat man ganz andere diagnostische Hilfsmittel zur Verfügung, als während des akuten Stadiums.

c) Operationsmethoden.

Palliativoperationen: Die operative Blutstillung kann man auf zwei Wegen erreichen. Zum ersten Weg gehören alle Eingriffe am blutenden Ulcus, wie Excision, Koagulation oder Tamponade des blutenden Geschwürs. Ein zweiter Weg ist die Unterbindung des zum blutenden Ulcus führenden Gefäßes an seinem Stamm. Diese Eingriffe haben den Vorteil, kleine Eingriffe zu sein und den ausgebluteten Patienten nicht zu sehr zu belasten. Sie geben in keinem Fall eine sichere Blutstillung und schon gar keine Heilung. Meist werden diesem Eingriff noch palliative Geschwürsoperationen hinzugefügt, um den Speisebrei vom Ulcus abzuleiten und auf operativem Weg eine Ruhigstellung des erkrankten Gebietes zu erreichen. Die Erfolge dieser Operation sind fraglich. Die Ruhigstellung ist in den meisten Fällen nicht gegeben, da bei der G.-E. die Speise fast immer beide zur Verfügung stehende Wege benützen wird. Auch bei der Jejunostomie ist die Ruhigstellung nur mangelhaft, da der von der Ernährung völlig ausgeschaltete Magen durch die Hungerperistaltik in steter Bewegung gehalten wird. *Finsterer* bringt bei nicht resezierbarem Ulcus duodeni nicht die Resektion zur Ausschaltung zur Anwendung, sondern verwendet eine Mullrollentamponade und Umstechung aller zum Duodenum führenden Gefäße in Verbindung mit einer G. E. All diesen Operationen haftet derselbe Nachteil wie der konservativen Therapie an; die Blutstillung ist unsicher und das Geschwür bleibt im Körper. Sie sind auch heute fast völlig verlassen. Die Methode der Wahl für das blutende Ulcus ist die *Radikaloperation.* Sie stillt die Blutung, beseitigt die Blutungsursache, verhindert eine neuerliche Blutung und ein Rezidiv mit seinen Komplikationen. Sie wird heute am häufigsten und mit bestem Erfolg ausgeführt. Sollte sich das Ulcus nicht resezieren lassen, so ist die Resektion zur Ausschaltung mit Umstechung des spritzenden Gefäßes im Duodenum die beste Methode.

d) Zusammenfassung.

Eine rein interne Therapie, auch unter dem Schutz der Bluttransfusion, bei der profusen Magenblutung und den immer wiederkehrenden großen Blutungen ist abzulehnen. Sie bietet keine Gewähr für einen günstigen momentanen und Dauererfolg.

Die Frühoperation in Form der dringlichen Operation kommt in den Fällen eines außerordentlichen Notstandes in Frage, wie Blutung und gleichzeitige Perforation und Stenose oder bei profuser Massenblutung aus einem röntgenologisch sichergestellten callösen Ulcus, bei dem aller Wahrscheinlichkeit nach die konservativen Mittel versagen werden oder unmittelbare Verblutungsgefahr besteht (*v. Haberer, Denk, Finsterer, Kirschner*).

Die relativ guten Zahlen der Internisten müssen angezweifelt werden, da die Diagnose nicht für alle Blutungen als Geschwürsblutung sichergestellt ist und die Spätfälle, die der chirurgischen Therapie zur Last fallen, nicht mit einbezogen sind. Außerdem kann von einer internen Heilung nicht gesprochen werden.

Das zunehmende Alter und die Wiederholungsblutungen, auch wenn sie nicht sehr groß sind, verschlechtern die Prognose. Frauen vertragen Blutverluste leichter als Männer, haben daher eine bessere Prognose. Von größter Bedeutung ist der richtige Zeitpunkt der Operation. Spätfälle ohne genügenden Blutersatz haben ebenfalls eine schlechte Prognose. Das Ziel der Behandlung ist, wenn möglich, die Radikaloperation im Intervall, wenn nicht möglich, die Radikaloperation unter dem Schutz der großen und Dauerbluttransfusion.

2. Der freie Geschwürsdurchbruch.

Neben der großen Magenblutung ist der freie Geschwürsdurchbruch die zweite Komplikation eines chronisch peptischen Geschwürs, die ein rasches chirurgisches Eingreifen erfordert. Sie führt den Kranken innerhalb weniger Tage zum Tode und ein konservatives Vorgehen steht in diesem Falle überhaupt nicht zur Debatte. Wie oft es zu einem Durchbruch in die freie Bauchhöhle kommt, ist äußerst schwer zu sagen, da niemals die Verhältniszahl zu allen Geschwüren berechnet wurde. Zum Durchbruch neigen vor allem die Vorderwandgeschwüre des Duodenums und der Pylorusgegend.

Bei den Hinterwandgeschwüren kommt es wegen der Nähe anderer Organe meist zur Penetration in dieselben. Erfolgt einmal eine Perforation eines akuten Geschwürs, das noch durch keinerlei Verwachsungen geschützt ist, so wird daraus meist die sogenannte gedeckte Perforation. Bricht das Geschwür in die Bursa omentalis durch, so ist die Prognose günstiger, da anfangs nur eine begrenzte Peritonitis entstehen und die allgemeine Peritonitis, wenn überhaupt, sich erst zu einem viel späteren Zeitpunkt entwickeln wird. Bestehen mehrere Geschwüre, so können auch mehrere perforieren. Meist perforiert das distal gelegenste.

Als Ursache der Geschwürsperforation werden mannigfache Gründe angegeben. Manchmal führen Traumen bei bestehendem Geschwür zur Perforation, oder auch die Überdehnung des Magens nach reichlichem Genuß von Speisen wird als Ursache der Perforation angeschuldigt. Aber auch bei völlig leerem Magen kann es zur Geschwürsperforation kommen.

Die Verteilung auf die einzelnen Geschlechter ist entsprechend der geringen Anzahl von chronischen Ulcera beim weiblichen Geschlecht auch für das perforierte Ulcus dasselbe.

Da ein chronisches Ulcus in allen Lebensaltern auftreten kann, so ist die Perforation auf alle Lebensalter verteilt. Die häufigsten Perforationen treten zwischen dem 20. und 50. Lebensjahre auf.

Am Magen und Zwölffingerdarm kommen sowohl akute, als auch alte callöse Geschwüre zum Durchbruch. Im Magen werden es vorwiegend ältere Geschwüre sein, die zum Durchbruch führen, während bei der dünnen Vorderwand des Duodenums rascher eine Perforation eintritt. Meist besteht wohl eine längere Magenanamnese. Es gibt aber auch Geschwüre, die schon längere Zeit, ohne ernstliche Beschwerden verursacht zu haben, perforieren. Den Entstehungstermin eines Ulcus können wir niemals anamnestisch bestimmen. Die Größe der Perforation schwankt von Stecknadelkopf- bis über Daumennagelgröße. Die perforierten Ulcera des Magens weisen durchschnittlich eine größere Öffnung auf, als die des Duodenums. In unmittelbarer Nähe des Geschwürs ist die Magenschleimhaut gequollen, die Serosa entzündlich verändert und mit Fibrin als Zeichen der sich ankündigenden Perforation bedeckt. Am Duodenum sind diese Zeichen viel spärlicher, es sei denn, daß es sich um ein Hinterwandgeschwür handelt, das langsam über eine Kurvaturseite auf die Vorderwand übergreift. Dabei kommt die Fortsetzung der Curvatura minor des Magens in weitaus größerer Zahl in Frage. Von der Schleimhautseite her unterscheiden sich die durchgebrochenen Geschwüre in keiner Weise von den chronischen, nicht perforierten Ulcera.

Für die Diagnose Ulcusperforation ist eine genaue Anamnese unerläßlich. In vielen Fällen wird in der Vorgeschichte eine lange Anamnese gefunden, wobei in den letzten Tagen eine Zunahme der Schmerzen festzustellen ist. Aber eine Geschwürsperforation aus heiterem Himmel ist ebenso möglich, und man darf sich dadurch in seiner Diagnose- und Indikationsstellung nicht zu weitgehend beeinflussen lassen. Anfangs sind ja die brettharten Bauchdecken nicht zu übersehen, aber mit der Dauer verwischen sich die Symptome durch die zunehmende Peritonitis immer mehr. Der Eintritt der Perforation wird von vielen Patienten infolge des überwältigenden Schmerzes ziemlich genau angegeben werden können. Der Eindruck der Perforationsperitonitis ist äußerst wirkungsvoll und niemals zu übersehen. Er wird nur etwas verwischter sein, wenn die Perforation in die Bursa omentalis erfolgt, da sich die Symptome anfangs nur auf den Oberbauch konzentrieren werden und erst nach Austritt von Mageninhalt durch das Foramen Winslowii die vorher lokale Peritonitis eine allgemeine wird. Die Patienten klagen über die überaus starken Schmerzen, der Bauch ist eingezogen und die Bauchatmung fast völlig aufgehoben. Die Bauchdecken sind als Folge des ganz akut einsetzenden peritonealen Reizes bretthart. Erst mit fortschreitender Peritonitis kommt es zur Blähung des Abdomens und die Bauchdecken werden weicher. Meist wird der bei der Perforation geäußerte Schmerz in den Oberbauch lokalisiert. Bei der Perforation eines Duodenalulcus können jedoch auch die Schmerzen rasch in den rechten Unterbauch verlagert werden, da der ausfließende Mageninhalt längs des Colon ascendens nach abwärts rinnt, um dann erst in die freie Bauchhöhle überzutreten. Es kann dadurch bei einer kleinen Perforationsöffnung das Bild des freien Geschwürsdurchbruchs verwischt werden, da der linke Unterbauch in den ersten Stunden noch keine peritonealen Reizerscheinungen zeigt und so fälschlich eine perforierte Appendix diagnostiziert werden kann. Bei einer Vielzahl von Geschwürsdurchbrüchen kommt es zu einer Luftansammlung in der freien Bauchhöhle. Dieses Symptom ist diagnostisch sehr gut verwertbar und kann durch eine orientierende Röntgendurchleuchtung unterhalb des Zwerchfelles leicht erkannt werden. Es kann sich um eine schmale Luftsichel oder eine größere Gasansammlung handeln. Das Fehlen dieses Zeichens spricht jedoch nicht gegen eine stattgehabte Perforation. Eine Exsudatansammlung im Abdomen nachzuweisen, wird nur in seltenen Fällen gelingen, da sie von der Menge des ausgeflossenen Mageninhaltes abhängt und erst nach längerer Dauer bei weicherwerdenden Bauchdecken nachzuweisen sein wird. Der Mageninhalt kann sich jedoch im Douglas ansammeln und die dadurch entstehende

Druckschmerzhaftigkeit desselben wirkt ebenfalls verwirrend, da sie auch bei der Appendixperforation häufig gefunden wird. Der zeitweise auftretende Schulterschmerz, der sicherlich bei der Perforation vorkommt, gibt nur ein unklares Symptom ab, da er bei vielen Erkrankungen des Ober- und sogar des Unterbauches in Erscheinung treten kann. Da die Atmung infolge des großen Schmerzes auf ein Minimum eingeschränkt wird, kann es vor allem bei einer älteren Perforation zu einer beginnenden Pneumonie oder durch Durchwanderung von Keimen zu einer basalen Pleuritis kommen. Durch diese Befunde kann man sich leicht täuschen lassen und die bestehende Bauchdeckenspannung als eine reflektorische auffassen. Im akuten Stadium ist die Diagnose nicht allzu schwierig, aber je länger der Zustand anhält, um so unklarer wird das Bild. Es kann nicht genug vor der Verabreichung von Alkaloiden gewarnt werden, denn diese können den momentanen Schmerzzustand vollkommen zum Schwinden bringen. Wir haben auf Grund von Alkaloidverabreichungen nicht nur diagnostische Schwierigkeiten bei frisch eingelieferten Patienten gehabt, sondern es gab sogar Patienten, die nach der Operationsvorbereitung mit Mo-Atropin die Operation verweigerten, da sie sich gesund fühlten. Sie konnten erst nach Wiederauftreten der Schmerzen operiert werden, wodurch wertvolle Zeit verloren ging.

Bei der Differentialdiagnose sind in erster Linie die Perforationsperitonitiden anderer Organe zu berücksichtigen. Das sind die Perforation der Gallenblase, die sich aber anamnestisch leicht von einer Magenperforation unterscheiden läßt, die Appendix perforata, sowie die Perforation von Geschwüren des Dünn- und Dickdarms (Meckelsches Divertikel).

Aber auch eine akute Cholecystitis und die Pankreasfettgewebsnekrose können zu einer irrtümlichen Diagnose verleiten. Nicht zu vergessen ist ein perforiertes Carcinom des Magendarmtraktes, wenn diese Komplikation auch selten vorkommt. Zu erwähnen wären noch die Erkrankungen der weiblichen Geschlechtsorgane, Ileus und Mesenterialvenenthrombose. Auch tabische Krisen können manchmal eine Perforation vortäuschen. Sehr wichtig ist es, neben der Anamnese einen genauen Lungenbefund zu erheben, denn eine basale Pleuritis oder Pneumonie kann das Bild einer Peritonitis ergeben. In der Mehrzahl der Fälle ist jedoch die Diagnose sicher zu stellen. Lediglich bei älteren Perforationen wird man sich mit der Diagnose Peritonitis begnügen müssen und die Laparotomie durchführen, die uns den Ausgangspunkt der Bauchfellentzündung zeigen wird. Der Bauchdeckenschnitt ist nach der wahrscheinlichsten Ursache zu wählen.

Da Selbstheilungen eines perforierten Ulcus wohl vorkommen, aber zu den größten Seltenheiten zählen und die Prognose sich mit zunehmender Dauer verschlechtert, ist es notwendig, möglichst rasch die Diagnose zu stellen und nach geeigneter Vorbereitung den Patienten zu operieren. Eine abwartende Zeitspanne von wenigen Stunden kann man jedoch bei nicht vollkommen sichergestellter Diagnose verstreichen lassen. Es ist nicht einmal günstig, im Stadium des Schocks und Kreislaufkollapses, der in den ersten Stunden nach der Perforation regelmäßig vorhanden ist, zu operieren. Für die Prognose des Einzelfalles ist nicht so sehr die nach dem Durchbruch verstrichene Zeit, sondern in erster Linie der Allgemeinzustand des Patienten maßgebend. Es wird sich bei einem Patienten, der durch Jahrzehnte an einem chronischen Ulcus leidet, der Allgemeinzustand viel rascher verschlechtern, als bei einem Patienten, der durch sein Ulcusleiden noch nicht so sehr in seinem Allgemeinzustand beeinträchtigt ist. Es wird bei letzterem Fall eine schlechte Prognose erst nach einer viel längeren Perforationszeit zu erwarten sein. Bei der Indikationsstellung ist nicht so sehr die seit dem Durchbruch verstrichene Zeit, als der Allgemeinzustand des Patienten zu berücksichtigen (*v. Haberer*). Eines ist jedoch sicher, daß mit längerer Perforationsdauer die Infektiosität des ausgetretenen Mageninhaltes eine andere wird. Durch die vorhandene Salzsäure wird der Mageninhalt erst nach ungefähr zwölf Stunden infektiös (*Löhr*). Der Salzsäuregehalt des Magensaftes hemmt das Wachstum der in die freie Bauchhöhle übergetretenen Keime (Salzsäureschlag *Schönbauer*). Es zeigt sich dieser Unterschied auch schon zwischen einer Magen- und Duodenalperforation. In der Jetztzeit wird der Keimgehalt des in die Bauchhöhle übergetretenen Mageninhaltes bedeutungsloser, da wir durch die Antibiotica in der Lage sind, gerade die bei der Perforation vorkommenden Keime leicht zu bekämpfen.

Die *operative Behandlung* der freien Geschwürsperforation stand niemals zur Debatte. Lediglich in der Art des zweckmäßigen Vorgehens differieren die Meinungen. Diese Meinungsunterschiede sind auch vollkommen verständlich. Die Behandlung der freien Perforation muß rasch erfolgen und eine längere Vorbereitung des Patienten ist unmöglich. Die Art eines chirurgischen Eingriffes hängt von der Schwere des Krankheitsbildes, den Nebenerkrankungen, dem Alter und dem Grad der Peritonitis ab. Man muß sich hiebei von einer schematischen Behandlung vollkommen fernhalten und immer von Fall zu Fall die günstigste Behandlungsweise wählen. Der chirurgischen Behandlung stehen zwei Möglichkeiten offen:

1. Die Perforationsöffnung zu verschließen, um so ein Weiterschreiten der Peritonitis zu verhindern. Der Kranke wird ja primär nur wegen der aufgetretenen Perforation operiert. Weiters ist die Bauchhöhle von dem ausgetretenen Mageninhalt zu säubern.

2. Besteht die Möglichkeit, den Kranken gleichzeitig von seinem Grundleiden zu befreien. Ein Ulcus, das einmal perforiert ist, neigt leicht zu weiteren Komplikationen. Man darf sich aber nicht nur von diesem Grundsatz leiten lassen, sondern muß immer bedenken, daß die vorgenommene Operation nur aus vitaler Indikation gemacht wird.

3. Bleibt schließlich der Weg der zweizeitigen Entfernung des Übels.

Dabei wird zuerst nur die Perforationsöffnung verschlossen, um den Patienten durch eine zu große Operation nicht zu sehr zu belasten und zu einem späteren Zeitpunkt nach genauer Vorbereitung das Grundleiden entfernt. Wir haben also die Möglichkeit eines palliativen Eingriffes und der Radikaloperation.

a) Die Palliativoperationen.

Die einfachste Methode, um eine Perforationsöffnung zu verschließen, bleibt der Nahtverschluß, der auch in den meisten Fällen anstandslos gelingt. Ist das Gewebe in weitem Umkreis brüchig und schneiden die Nähte durch, so kann man die Naht, die immer in zwei Schichten gemacht werden soll, noch durch einen darübergenähten Netzzipfel sichern. Bei manchen Fällen schien jedoch aus dieser Übernähung eine Stenosie zu resultieren. Es mußte daher, teils zur Entlastung des Magens, teils um die Ernährung des Patienten zu sichern, noch ein Eingriff hinzugefügt werden. *Von Eiselsberg* empfahl zu diesem Zweck die Jejunostomie. *Von Haberer* schlägt in solchen Fällen, wenn eine andere Operation nicht möglich ist, vor, eine Gastrostomie nach *Witzel* anzulegen, wobei der Katheter über die Stenose in das Duodenum vorgeschoben wird. Eine ebenfalls früher oft geübte Methode ist das Einführen eines Rohres in die Perforationsöffnung, wobei diese dann durch einen aus Netz gebildeten Kanal durch die Bauchdecken zu leiten ist *(Neumann)*. Auf diese Weise konnte man den Patienten gleich durch den Schlauch ernähren. Zu erwähnen ist ferner die *Burk*sche Methode, bei der das Ulcus und die anliegende gesunde Wand mit durchgreifenden Nähten an die Bauchdecken fixiert wird.

Die Gastroenterostomie wurde ebenfalls in früherer Zeit, teils regelmäßig zur Heilung des Ulcus, teils um eine Stenose zu umgehen, angewandt. Bei richtiger Übernähung wird es höchstens dann zu einer Stenose kommen, wenn diese durch die Ulcusbildung bereits präformiert war. Mit *v. Haberer* ist die G.-E. als Umgehungsoperation abzulehnen, da gerade bei den perforierten Geschwüren ein Ulcus pepticum jejuni in einem äußerst hohen Prozentsatz auftritt (50%).

Um die Naht sicherer zu gestalten und vielleicht auch, um etwas radikaler zu sein, wurde versucht, wie beim chronischen Ulcus durch Excision des Geschwürs saubere Verhältnisse zu schaffen. Die angefrischten Ränder wurden durch eine zweischichtige Naht exakt und sicher vernäht. Diese Methode ist aber nur bei kleineren Geschwüren verwendbar, da sich bei großen callösen Ulcera ein zu ausgedehnter Gewebsdefekt bildet, der nicht mehr zu verschließen ist.

b) Die Radikaloperation.

In dem Bestreben, mit einem Schlage, nicht nur die Komplikation, sondern auch das Grundleiden zu heilen und teilweise aus der Unmöglichkeit, einen anderen Eingriff als die Radikaloperation durchzuführen, wurde diese, entsprechend dem chronischen Geschwür auch auf das perforierte ausgedehnt. Die Radikaloperation bringt nicht nur eine momentane Heilung, sondern befreit den Patienten auf Dauer von seinem Übel. Sie beseitigt nicht nur multiple Ulcera, sie verhindert weitere Komplikationen von seiten des durchgebrochenen Geschwürs und bringt mit einem Schlag gesunde Verhältnisse. Es ist äußerst unbefriedigend, ein Abdomen in dem Bewußtsein zu schließen, einen großen entzündlichen Ulcustumor darinnen belassen zu haben, der seinerseits sicher die bestehende Peritonitis weiterfördert und Anlaß zu weiteren Komplikationen werden kann.

Die erste Resektion wurde, soweit es aus der Literatur ersichtlich ist, 1902 von *Keerly* ausgeführt und nach B I beendet. Dieser Fall blieb lange Jahre der einzige. 1919 war es *v. Haberer,* der nach zwei erfolgreich radikal operierten Fällen die Resektion, unter gewissen Voraussetzungen, als Operationsverfahren für das perforierte Ulcus empfohlen hat. Es ist selbstverständlich, daß die einfache Übernähung von der Radikaloperation niemals verdrängt werden kann. Es gibt ja auch Fälle von chronischem Ulcus, denen wir eine Radikaloperation selbst nach gründlichster Vorbereitung nicht zumuten und konservativ behandeln. Deswegen wird der einfache Nahtverschluß der Perforationsöffnung, eine Operation, die ohne Rücksicht ausgeführt werden muß, immer Geltung behalten. Man muß von Fall zu Fall auf das genaueste die Art des operativen Eingriffes abwägen. Für die Resektion eines durchgebrochenen Geschwürs kommt daher nur ein Teil der Fälle in Frage. Soll sie von Erfolg begleitet sein, ist in erster Linie der Allgemeinzustand zu berücksichtigen. Das Verhalten der Zirkulation und das Ansprechen des Patienten auf Infusionen geben weitere Richtlinien für die Indikationsstellung. Man soll sich bei einem schwer schockierten Patienten nicht durch den momentanen schlechten Zustand täuschen lassen. Auch *Christoffersen* weist auf die durch die Anwendung der Antibiotica und einer zweckmäßigen Schockbekämpfung bedingte Verbesserung der Operationsergebnisse beim perforierten Ulcus hin. Erst der Erfolg der Schockbekämpfung gibt uns einen genauen Aufschluß über die wahren Zirkulationsverhältnisse des Patienten. Das Alter des zu Versorgenden bedarf ebenfalls einer Berücksichtigung. Erstens vertragen alte Menschen einen großen Eingriff schlecht und neigen zweitens viel weniger zu einem Rezidiv. Mit einem kleinen Eingriff wird sich daher weit eher ein guter primärer und sekundärer Erfolg erzielen lassen. Die Perforationszeit, die sich nebenbei bemerkt, nicht immer genau bestimmen läßt, ist nicht von dieser ausschlaggebenden Bedeutung, die ihr allgemein zugebilligt wird. Es ist sicher, daß mit längerer Perforationszeit die Aussicht auf einen günstigen Erfolg geringer wird, aber deswegen muß sie noch lange keine Gegenindikation der Resektion darstellen. *Von Haberer* resezierte bei einzelnen Fällen auch noch bei einer 36 Stunden alten Perforation und an der Klinik konnten wir dieselben Erfahrungen machen. Weiters weist *Kunz* darauf hin, daß bei der Indikationsstellung in viel zu geringem Maße das Zusammentreffen zweier Komplikationen berücksichtigt wird; er beschreibt neun Fälle von Blutung und Perforation, bei denen diese Komplikationen entweder gleichzeitig oder kurz hintereinander aufgetreten sind. Wenn auch allgemein die Ansicht herrscht, daß oberhalb der Zwölfstundengrenze die Mortalität sprunghaft ansteigt, so ist das bei dem heutigen Stand der Magenchirurgie nicht mehr zutreffend. Das Material unserer Klinik ergibt oberhalb der Zwölfstundengrenze nur eine Erhöhung von 3% gegenüber der Mortalität der Kranken, die unter zwölf Stunden operiert wurden, und ist nur $1^1/_2$% höher als die Gesamtmortalität. Diese beträgt, seit in den letzten Jahren systematisch nach den hier aufgezeigten Grundsätzen die operative Behandlung durchgeführt wurde, 14,5%. Demgegenüber ist in der Weltliteratur eine Gesamtmortalität von 20 bis 30% zu finden. Nicht vergessen darf man bei der Indikationsstellung auch das Beherrschen der operativen Technik. Die Prognose wird sich natürlich bei stundenlangem Operieren sehr zu Ungunsten des Patienten verschlechtern. Ein durch die Peritonitis ohnehin belasteter Kreislauf ist gegen ein langdauerndes Operationstrauma anfälliger. Abschließend soll nochmals gesagt werden, daß die Radikaloperation niemals für alle Magen- und Duodenalperforationen Verwendung finden kann, sondern den Verhältnissen entsprechend die günstigste Operationsmethode ausgewählt werden muß, um den bestmöglichen Erfolg zu erzielen. Die Resektion ergibt aber, wenn sie ausführbar ist, trotz des größeren Eingriffes, die besten Resultate. In den anderen Fällen soll der kleinste Eingriff, also die Übernähung ausgeführt werden. Die G.-E. sollte man vermeiden; wenn in einzelnen, besonders gelagerten Fällen durch die Übernähung eine Stenose zu befürchten ist, die Resektion des gleichzeitig bestehenden Ulcustumors unmöglich erscheint, so kann die Resektion zur Ausschaltung mit totaler Entfernung der Pylorusschleimhaut in Frage kommen (siehe operative Technik).

Als weiterer Akt hat die Säuberung der Bauchhöhle zu erfolgen, welche entweder durch Absaugen oder bei grober Verunreinigung durch Spülen mit warmer physiologischer Kochsalzlösung vorgenommen wird. Der Verschluß der Bauchhöhle erfolgt drainagelos; nur in Fällen von bereits vollzogener Abszeßbildung hat die Drainage eine Berechtigung.

3. Die gedeckte Perforation (Schnitzler).

Eine eigene Form des Durchbruchs stellt die von *Schnitzler* 1912 das erste Mal beschriebene sogenannte *gedeckte Perforation* dar. Dabei kommt es durch die anliegenden Organe rasch zu einer Verklebung der Perforationsöffnung und die entstandene lokale Peritonitis bildet sich zurück. Nach *Schnitzler* gibt es überhaupt keine Penetration, d. h. Einwachsen des Geschwürs in ein anderes Organ. Diese kommt immer nur dadurch zustande, daß das betroffene Organ erst nach erfolgter Perforation zur raschen Deckung der Lücke herangezogen wird. Die Fibrinablagerungen, welche man bei einem perforierten Geschwür zu Gesicht bekommt, sind nie älter als die Perforation selbst. Immer wieder kann man sich bei einem in seine Umgebung penetrierenden Ulcus davon überzeugen, daß das Ulcus alle Schichten der Magenwand durchbrochen hat, ehe es mit dem anderen Organ verwachsen ist. Bei der gedeckten Perforation kommt es also nicht zur Beteiligung der freien Bauchhöhle. Teilweise sind die entstandenen Verklebungen so fest, daß der Prozeß zum Stillstand gelangt. In solchen Fällen resultiert ein in ein Nachbarorgan penetrierendes Geschwür. In anderen Fällen sind die Verklebungen jedoch nicht so fest, um ein Fortschreiten der Perforation zu verhindern und die freie Bauchhöhle vor dem Durchbruch zu schützen. Es kommt bei solchen Fällen sehr leicht zu einer fortschreitenden Infektion im subphrenischen Raum und durch Durchwanderung der Keime zur Pleuramitbeteiligung (Empyem). Bei retroperitoneal gelegenen Durchbrüchen, wie sie am Duodenum vorkommen können, bilden sich ausgedehnte retroperitoneale Abszesse und Phlegmonen. Die Diagnose der gedeckten Perforation kann manchmal schwer, manchmal leicht zu stellen sein. Schwer ist sie dann, wenn keine anamnestischen Hinweise für die lokale Defénse gegeben sind. Vor allem die Differentialdiagnose gegenüber einer akuten Cholecystitis kann schwierig sein. Sie wird in den Anfangsstadien, entsprechend Anamnese und Untersuchungsergebnis, leichter zu stellen sein als in den Spätstadien. Röntgenologisch kann auch bei der gedeckten Perforation eine Luftsichel feststellbar sein. Tritt nach geringer Besserung des Zustandes eine neuerliche Verschlimmerung ein, so ist es besser, ohne langes Zuwarten, zu laparotomieren, da sonst eine geringe Aussicht auf Heilung besteht. Das große Gefahrenmoment, das mit der Entwicklung einer subphrenischen oder retroperitonealen Phlegmone gegeben ist, verpflichtet uns, die gedeckte Perforation in die absolute Indikation zur Operation einzugliedern. Welche Art des operativen Vorgehens bei der gedeckten Perforation angezeigt ist, muß im Einzelfall den vorliegenden Verhältnissen angepaßt werden. Bei abgesacktem Abszeß mit geschlossener Durchbruchsstelle wird der Abszeß eröffnet und drainiert. Bei noch offener Durchbruchsstelle ist nach Möglichkeit die Radikaloperation anzustreben, um den Infektionsherd aus der Bauchhöhle zu entfernen. Bei schwerer Infektion und Eiterung erfolgt die Übernähung und die Sicherung der Durchbruchsstelle mit Netz und nachfolgender Drainage. Die Prognose dieser Fälle ist jedoch infolge des schleichenden Fortschreitens der Peritonitis als ungünstig zu bezeichnen. Ist die gedeckte Perforation spontan abgeheilt, so wird im Falle des Vorliegens eines chronisch persistierenden Ulcus die Radikaloperation zu empfehlen sein. So wie bei der Blutung kann auch hier das akute, gedeckt perforierte Ulcus nach dieser Attacke abgeheilt bleiben.

4. Die gutartigen Verengerungen (Stenosen).

Eine Verengerung des Mageneinganges, des Magens selbst, sowie am Pförtner und Zwölffingerdarm, kann zwei Ursachen haben. Sie kann entweder durch eine spastische Zusammenziehung der Magen- oder Duodenalwand, oder durch narbige Ausheilung von Geschwüren als organische Stenose zu Tage treten. Der Unterschied zwischen beiden ist mit Hilfe von Spasmolytica leicht festzustellen, da sich erstere damit aufheben lassen wird. Bei der organischen Stenose wird sich durch die narbige Veränderung ein langsam zunehmender mechanischer Verschluß bilden. Man kann alle Formen, von der leichten Stenose bis zum völligen Fehlen der Passage feststellen. Für die Lokalisation solcher Stenosen sind zwar bestimmte Stellen besonders prädestiniert, doch können sie überall dort, wo sich ein Geschwür am Magen oder Zwölffingerdarm befindet, auftreten.

Dabei können bei multiplen Geschwüren, spastische und organische Stenosen nebeneinander gleichzeitig vorkommen. Die wichtigsten Stenosen sind die Cardia- und Pylorusstenose, die beide spastisch und organisch bedingt sein können, aber auch der Magenkörper kann durch Narbenbildung eines Geschwürs zwei- und dreigeteilt werden und so den sogenannten Sanduhrmagen bilden. Schließlich kann noch das Duodenum, pylorusnahe und -fern, durch verschiedene Ursachen stenosiert werden. Zur Besprechung sollen hier nur die durch Ulcera hervorgerufenen Engen kommen.

a) Die Cardiastenose.

Die an der Cardia entstehenden Verengerungen durch Geschwüre oder spastische Veränderungen sollen, da sie eigentlich zum Ösophagus gehören, nur kurz gestreift werden. Die Geschwüre der Cardia sind von den anderen Stenosen, seien sie durch Verätzung, oder andere Krankheiten bedingt, durch die lange Dauer ihres Bestehens gekennzeichnet. Die Nahrungsaufnahme solcher Patienten ist eine typische. Sie nehmen nur eine geringe Menge von Speisen zu sich und versuchen durch reichliches Nachtrinken die Speisen weiter zu befördern. Durch die sich langsam ausbildende Speiseröhrenerweiterung kommt es zu einer Art Wiederkauen. Es kann auch zwischen dem Abheilen der Geschwüre und der Ausbildung der Narbenstenose zu einer Besserung des Zustandes kommen. Die Erscheinungen sind durch die Schlingbeschwerden augenfällig und die Diagnose einer Passagestörung der Cardia ist dadurch leicht zu stellen. Von einer spastischen Verengerung, die manchmal gleichzeitig mit einem frischen Geschwür vorkommen kann, wird sie durch die orientierende Röntgendurchleuchtung nach Verabreichung von Spasmolytica unterschieden werden können. Die Kranken magern rasch ab und müssen meist vor einer Operation durch eine Magenfistel ernährt werden. Als Versuch einer konservativen Therapie kann bei sicherer Diagnose, daß es sich um eine gutartige Stenose handelt, die Bougierung durchgeführt werden. Die Operationen zur Umgehung des Hindernisses fallen schon in das Gebiet der Ösophaguschirurgie und unterliegen als Grenzgebiet den dafür geltenden Grundsätzen.

b) Der Sanduhrmagen.

Er entsteht durch narbige Verengerung des Magenkörpers, wobei der Magen zwei- und dreigeteilt werden kann. Auch eine spastische Form im Gefolge eines floriden Geschwürs kann vorkommen. Der Großteil der Sanduhrmägen wird aber durch schrumpfende Narbenzüge, die die große Kurvatur immer mehr der kleinen nähern oder durch Netzstränge, die am Geschwür fixiert sind, gebildet. Die klinischen Erscheinungen können alle Grade der Stenose annehmen und es kommt zu den selben Symptomen, wie bei der Pylorusstenose. Beim Sanduhrmagen kommt es mitunter durch Versacken der Spülflüssigkeit in den distalen Magenabschnitt zum Verschwinden derselben. Nach beendeter Spülung treten plötzlich große Massen von Spülflüssigkeit zu Tage. Man kann bei marantischen Patienten durch die dünnen Bauchdecken den mit Flüssigkeit gefüllten Magen in zwei Säcke unterteilt sehen. Das ideale Behandlungsverfahren dieser Verengerung ist die große Magenresektion. Eine G. E. am oberen Magenabschnitt soll nur in besonderen Ausnahmsfällen, die eine Radikaloperation nicht mehr zulassen, gemacht werden. Die Gastro-Anastomose oder die Querresektion soll wegen der schlechten Ergebnisse nicht mehr ausgeführt werden.

c) Die Pylorusstenose.

Die spastische Pylorusstenose kann als Begleiterscheinung bei allen Geschwüren des Magens, sowohl bei der chronischen Gastritis als auch bei vegetativen Störungen vorkommen. Es kommt jedoch bei der spastischen Stenose nie zu so hochgradigen Stauungserscheinungen wie bei der organischen; außerdem ist sie medikamentös beeinflußbar. Ein mechanischer Verschluß des Pylorus wird durch Pylorus- oder in seiner Nähe gelegene Geschwüre hervorgerufen, wenn diese narbig ausheilen. Der Pförtner kann aber schon durch die entzündliche Schwellung eines frischen Ulcus in seiner Funktion gestört werden. Die narbige Pylorusstenose nimmt langsam zu, wobei die Narben mit zunehmendem Alter immer stärker schrumpfen, besonders dann, wenn es sich um ausgedehnte Geschwüre gehandelt hat. Große Schwierigkeiten bereitet dabei die Feststellung, ob das Geschwür bereits völlig abgeheilt oder eventuell schon malign entartet ist. Die makroskopische Unterscheidung solcher Befunde ist meist unmöglich. Erst die genaue histologische Diagnose ergibt ein endgültiges Urteil. Die Folgen der mechanischen Stenose sind mehrfache und hängen vom Grad der Entleerungsstörung ab. Anfangs ist die Magenmuskulatur noch in der Lage, das Hindernis zu überwinden und es wird lediglich nach den Mahlzeiten ein Völlegefühl im Oberbauch entstehen. Röntgenologisch läßt sich dieser Grad durch vermehrte Peristaltik und ein längeres Verweilen des Kontrastmittels feststellen. Mit zunehmender Entleerungsstörung hypertrophiert durch die Mehrarbeit die Magenmuskulatur und kompensiert so das Hindernis. Schließlich kommt es aber zur Erschlaffung des Magens, der bei völligem Verschluß seines Ausganges durch die dauernd im Magen liegenden Speisereste den ganzen Bauchraum ausfüllen kann. Aber nicht nur die aufgenommene Nahrung füllt den Magen, sondern auch große Flüssigkeitsmengen, die in den gestauten Magen ausgeschieden werden, vergrößern die Menge seines retinierten Inhalts, bis es durch Erbrechen im Schwall zu einer Erleichterung kommt. Als Folge der verminderten oder völlig unmöglichen Nahrungsaufnahme kommt es zur Austrocknung und Kachexie. Man sieht durch die dünnen, ausgetrockneten Bauchdecken die Konturen des Magens und kann manchmal sogar die peristaltischen Wellen, die den Mageninhalt auszutreiben versuchen, beobachten. Bei länger anhaltender Stauung kommt es durch Entzündung der Magenschleimhaut zu Änderungen im Chemismus des Magens, die einem Carcinommagen ähnlich sind. Durch Magenspülungen und andere konservative Maßnahmen kann schließlich der Zustand so weit fortschreiten, daß es durch Verminderung des Chlorgehaltes im Blut zum Bild der sogenannten Tetania gastrica kommt. Der Zustand läßt sich nur durch intravenöse Verabreichung großer Mengen Kochsalzlösung verbessern. Meist wird durch zu lange konservative Therapie der günstige Zeitpunkt der Radikaloperation übersehen und man ist dann gezwungen, sich mit einer Umgehungsoperation zu begnügen. Manche Autoren (*Germain* und Freiherr *v. Müller*) schrieben das Bild der Tetania gastrica der starken Überdehnung des Magens zu und begründeten dies damit, daß durch die Magenausheberung eine rasche Besserung des Zustandes herbeizuführen ist. Physiologisch scheint die Annahme zu sein, daß es infolge Resorption toxischer Zerfallsprodukte des gestauten Mageninhaltes, sowie chronischem Vitaminmangel zu diesem Krankheitsbild kommt. Die Diagnose der mittelschweren bis völligen Pförtnerverengerung unterliegt keiner Schwierigkeit. Das Erbrechen von vor vielen Tagen genossenen Speisen und die Austrocknung des Körpers lassen keinen Zweifel über die Art der Erkrankung aufkommen. Unklar bleibt nur die Genese der Verengerung hinsichtlich der Gut- und Bösartigkeit. Hier kann teilweise schon die Operation, manchmal aber erst der histologische Befund ein genaues Urteil ermöglichen. In der Behandlung soll man sich nicht zu längerer konservativer Therapie in Form von Magenspülungen und Spasmolytica zur Erholung der Magenmuskulatur verleiten lassen. Dadurch kann leicht der richtige Zeitpunkt für eine Operation ohne Schädigung des Organismus versäumt werden. Mit konservativen Mitteln sind wir in der Lage, dem Kranken nur für kurze Zeit eine gewisse Linderung zu verschaffen. Früher oder später muß jedoch ein neuer Weg für die Nahrungsaufnahme geschaffen werden. Bei der gutartigen Pylorusstenose wird man vor allem beim älteren Menschen und wegen des schlechten Allgemeinzustandes zu einer G. E. gezwungen werden, die jedoch in diesem Fall keine Kontraindikation darstellt und zu guten Erfolgen, auch auf Dauer, führt. Beim geringsten Verdacht einer malignen Degeneration muß jedoch die Radikaloperation ausgeführt werden.

d) Die Duodenalstenose.

Die Verengerung des Zwöffingerdarms unterhalb der Papille durch ein narbig ausheilendes Geschwür zählt zu den Seltenheiten. Oberhalb der Papille wird die Duodenalstenose dieselben Erscheinungen wie die Pylorusstenose zeigen. Lediglich der Bulbus duodeni kann sich divertikelartig ausweiten. Anders liegt der Fall bei einer Verengerung unterhalb der Papille. Es werden dann nicht nur die Speisen, sondern auch das Pankreassekret und die Galle rückgestaut und erbrochen. Dadurch kommt es zu einem Fehlen des Sekretes in den unteren Darmabschnitten. Die Behandlung kann auch in diesem Fall nur eine operative sein. Für die, oberhalb der Papille gelegenen Stenosen kommt die Resektion und eventuell in einzelnen Fällen die G. E. in Betracht. Für die tiefer gelegenen Stenosen kommt die Verbindung des Duodenums mit einer Jejunumschlinge in Frage. Zum Schluß soll noch einmal darauf hingewiesen werden, daß man nicht kostbare Zeit mit einer langwierigen internen Behandlung verlieren soll, um den Patienten nicht in einem desolaten Zustand einem palliativen Eingriff zuführen zu müssen, wenn er für die große Resektion nicht mehr geeignet ist. Wir müssen trachten, den Patienten zu diesem Zeitpunkt zu operieren, in welchem wir in der Lage sind, ihn von seinem Geschwürsleiden zu befreien und nicht nur eine Umgehungsoperation zur Sicherstellung seiner Ernährung ausführen zu müssen. Diese Operationen bedeuten keine Heilung und erfordern des öfteren noch einen zweiten Eingriff, der sich bei richtiger Indikationsstellung leicht vermeiden läßt.

5. Die maligne Degeneration.

Der vierte und letzte Punkt der Komplikation des chronischen peptischen Geschwürs ist seine maligne Degeneration. Man könnte der Ansicht sein, daß ihr nicht mehr diese Bedeutung zukommt, da sich in der Behandlung des chronischen Ulcus die Resektion, sofern sie nur irgendwie ausgeführt werden kann, als Methode der Wahl durchgesetzt hat. Die krebsige Umwandlung gewinnt aber an Bedeutung bei chronischen Magenulcera im krebsgefährdeten Alter, die Jahre und Jahrzehnte konservativ behandelt wurden, bei den verschiedenen Ausschaltungsoperationen und bei der palliativen Operation nach *Kelling-Madlener*. Letztere steht dabei mehr im Vordergrund, da eine bösartige Umwandlung eines Duodenalgeschwürs zu den Raritäten der Chirurgie zählt. Erst in jüngster Zeit muß man der krebsigen Umwandlung wiederum mehr Interesse widmen und es muß auf diesen Umstand aufmerksam gemacht werden, seit dem vor allem von anglo-amerikanischer Seite die Unterbrechung des Vagus als Ulcusbehandlung propagiert wird. Doch darf die Tatsache nicht außer acht gelassen werden, daß wir auch im Magenstumpf (nach B I- und B II-Resektionen wegen Ulcus) das Auftreten von Carcinom nach langem Intervall beobachten können. Damit ist ein Unterschied in der Fragestellung gegeben, nämlich, ob ein Ulcus malign degenerieren kann, ob Ulcus und Carcinom nebeneinander vorkommen und ob nach einer wegen Ulcus ausgeführten Resektion ein Carcinom im Magenstumpf entstehen kann. Die ersten beiden Fragen sind seit langem als bestehend bekannt und beantwortet. Bei letzterer Frage bedarf es noch der völligen Klärung, welche Ursachen für die Carcinomentstehung im Magenstumpf verantwortlich zu machen sind. Es erhebt sich die Frage, ob nach Verlust der Säurefabrik, der durch den Magenstumpf geleitete tryptische Verdauungssaft als ungewohnter chronischer Reiz für die Carcinomentstehung im Magenstumpf als Ursache angeschuldigt werden kann. Denn wir sehen die Carcinomentstehung im Magenstumpf vor allem nach der Resektion nach B II. Bei den anderen Resektionsformen kommt es zu keinem derart weitgehenden Kontakt zwischen tryptischem Verdauungssaft und Magenschleimhaut.

Die sichere Entstehung eines sogenannten Ulcuscarcinoms ist durch eingehende Untersuchungen festgelegt und auch ein gleichzeitiges Vorkommen von Ulcus und Carcinom ist durch genügend Fälle bewiesen. Das erstemal wurde es von *Rokitansky* (1842) beschrieben. Seither ist das Problem der malignen Degeneration aktuell geblieben. Die dabei angegebenen Prozentzahlen schwanken beträchtlich (durchschnittlich 5 bis 10%). *Dittrich* (1848) hat die erste ausführliche Statistik zusammengestellt. Er fand bei 160 Fällen von Magencarcinom achtmal einen Zusammenhang mit einem chronischen Ulcus oder Narben eines solchen. Bei diesen Fällen war sechsmal das Carcinomgewebe außerhalb des Geschwürs und zweimal am Geschwürsrand. Die erste Zusammenstellung über dieses Thema, dessen grundlegende Züge auch heute noch Geltung haben, verdanken wir *Hauser* (1883) in seiner Abhandlung über das chronische Ulcus und seine Beziehungen zum Ulcuscarcinom (Leipzig, 1883). Er führt darin die Carcinomentstehung auf die atypischen Drüsen und Epithelwucherungen am Rande eines chronischen Ulcus zurück. Er fordert als Beweis für die Diagnose Ulcuscarcinom den sicheren Nachweis eines chronischen Ulcus und eine nur stellenweise auftretende krebsige Umwandlung. Der sichere Nachweis des carcinomatös entarteten Geschwürs läßt sich nur durch die histologische Diagnose ermitteln. Dabei wäre es für den praktischen Mediziner, Internisten und Röntgenologen von größter Wichtigkeit, sichere Anhaltspunkte für die krebsige Entartung bei chronischen Ulcera zu haben, um sie ehestens einer chirurgischen Behandlung zuzuführen. Es ist z. B. röntgenologisch zwischen einem callösen Ulcus, das für die maligne Degeneration besonders disponiert erscheint und einem beginnenden Carcinom eine Unterscheidung unmöglich. Es kann nur der Verdacht der Carcinombildung ausgesprochen werden. Weiterhin kann aus der Dauer des Geschwürsleidens und dem Fehlen oder Vorhandensein freier Salzsäure kein Schluß gezogen werden. Nach *Payr* sind alle callösen Ulcera von vornherein krebsverdächtig.

Auch dem erfahrenen Magenchirurgen ist es nach dem makroskopischen Bild auch nur zeitweise möglich, eine genaue Diagnose zu stellen. Es gibt keine sicher verwertbaren Zeichen von beginnender Malignität. Weder die Härte des Geschwürs oder das Vorhandensein von Lymphdrüsen, noch die Beschaffenheit der Schleimhaut rechtfertigen den makroskopischen Befund Carcinom. So war *v. Haberer* in 5% und *Finsterer* in 24% der resezierten Fälle eine Täuschung hinsichtlich des Charakters des Ulcus unterlaufen. Nach *v. Haberer* ist sogar eine Penetration mit krebsnabelförmigem Aussehen kein sicherer Hinweis. Erst die genaue histologische Untersuchung mittels Gefrierschnitt kann den sicheren Aufschluß bringen.

Die eindeutige Beantwortung der Frage, wie oft ein Ulcus überhaupt maligen degenerieren kann, ist uns auch heute noch unmöglich, denn wir wissen ja nicht, wieviele anscheinend primäre Magencarcinome aus einem chronischen Ulcus entstanden sind, oder ob ein weitgehend geschwürig zerfallenes Carcinom ein Ulcuscarcinom nur vortäuscht. Wie unterschiedlich die einzelnen Fälle bewertet werden, zeigt eine Sammelstatistik von *Bueermann,* der 176 einzelne Statistiken hinsichtlich der Häufigkeit des Ulcuscarcinoms auswertet und Ziffern von 1 bis 80% findet. Die Spitze hat die Mayoklinik in einer Statistik aus dem Jahre 1908, worin sie 71 bis 78% der vorhandenen Carcinome auf Ulcera zurückführt. Doch auch sie sind von diesen etwas unwahrscheinlich klingenden Zahlen abgerückt und *MacCarty* schreibt im Jahre 1928 nur mehr von 9,7% bei 1258 Fällen. Diese Zahl dürfte wohl der Norm entsprechen, wenn sie auch für die callösen Ulcera allein höher liegt. (*Hart* 6%, *Duval* 11,2%, *Hartmann* 16,4%, *Lecem* 23,8%, *Finsterer* 23%). Von *Duval* und *Moutier* wiederum werden ganz gegenteilige Meinungen geäußert. Sie fordern möglichst konservative Maßnahmen. Sie führen zwei verschiedene Serien (44% zu 3,5%) an und begründen die wesentlich kleinere Zahl der Ulcuscarcinome der zweiten Serie mit der gebesserten internen Behandlung. Weiters sind sie auch der Ansicht wie *Silvia-Mello,* daß Ulcus und Carcinom einander ausschließen. Diese von ihnen aufgestellte These wurde durch genügend anderslautende Ergebnisse widerlegt (*v. Haberer).* Auch in allerletzter Zeit sehen wir das Unrichtige dieser Behauptung bei der palliativen Resektion nach *Kelling-Madlener,* obwohl diese noch den Vorteil hat, daß pylorusferne Geschwüre weniger leicht maligen degenerieren. *Orator, Peyser* u. a. haben das an Hand von Zahlen deutlich gemacht. Auch die Hauptlokalisation des Magenkrebses wird in den pylorusnahen Teil des Magens verlegt. Die gründlichen Untersuchungen von *Anschütz* und *Konjetzny* über die maligne Degeneration der Magengeschwüre ergaben einen Prozentsatz von 5 bis 10% aller Ulcera. Die callösen Geschwüre sind dabei in doppelter Anzahl als maligen entartet vertreten (*Küttner, Payr*).

Das bisher Angeführte gilt nur für das Ulcus ventriculi, denn für das chronische Ulcus duodeni bedeutet die maligne Degeneration die allergrößte Seltenheit. Im Laufe der Jahre wurden immerhin so viele Fälle gefunden, daß sie einer Erwähnung wert sind. In seinem Buch über das Duodenum beschreibt *Melchior* bei 716 Untersuchungen sieben Fälle; also weniger als 1%. Auch *Orator* beschreibt einen Fall, bei dem er in den Narben eines Ulcus duodeni ein beginnendes Carcinom fand. Über einen weiteren Fall berichtet *v. Haberer. Orator* nimmt an, daß die Ursache dieses Ereignisses in versprengten Pylorusdrüsen zu suchen ist. *Spath* fand bei Untersuchungen über die Pylorusduodenalgrenze des Menschen heterotope Pylorusdrüsen im Duodenum. *Mayo* fand ebenfalls ein sicheres Ulcuscarcinom des Duodenums. Anderseits konnte er die Feststellung machen, daß bei fünf Magencarcinomen, die von Geschwüren ausgingen, die Pylorusgrenze vom Ulcus überschritten wurde, der krebsig entartete Teil aber auf den Magen beschränkt blieb und das Duodenum völlig frei von jeder bösartigen Veränderung war. Warum Duodenalulcera bedeutend weniger die Tendenz zur Bösartigkeit haben ist ungeklärt. Die Tatsache des seltenen Vorkommens von heterotopen Pylorusdrüsen würde eine Erklärung dafür abgeben können. Diesen Umständen ist eine gewisse Bedeutung beizumessen, wenn man vor die Frage gestellt wird, ob man die Resektion zur Ausschaltung ausführen soll oder nicht. Beim heutigen Stand der Magenchirurgie hat dieses Kapitel aber wesentlich an Bedeutung verloren. Es soll lediglich vor einer allzu optimistischen und einseitigen internen Therapie warnen und zeigen, daß die klinische Verdachtsdiagnose Ulcuscarcinom schwierig ist. Auch für die Art der Magenresektion ist sie für den Chirurgen nicht ohne Belang. Auf jeden Fall sei vor einer allzulangen internen Behandlung gewarnt und der Schluß daraus gezogen, daß die große Magenresektion in einer möglichst physiologischen Form für die Behandlung der Geschwürskrankheit eine Notwendigkeit geworden ist. Sie soll den palliativen Resektionen und Ausschaltungsoperationen unbedingt vorgezogen werden, sofern nicht aus vitaler Indikation eine andere Behandlung verantwortet werden kann.

B. Die Anzeigestellung zur Operation.

Für die Behandlung und Heilung des peptischen Geschwürs des Magens und Zwölffingerdarms stehen uns verschiedene Möglichkeiten zur Verfügung: Die konservative Therapie mit ihrem medikamentösen, diätetischen und physikalischen Rüstzeug und der operative Eingriff. Seit es gelang, der Geschwürskrankheit durch die mit Erfolg durchgeführte Resektion des Magens auch auf operativem Wege Herr zu werden, entstanden unzählige Arbeiten namhafter Internisten und Chirurgen, in denen das Für und Wider der genannten Behandlungsverfahren abgewogen wird. Schritthaltend mit der Zunahme der Erkenntnisse über Genese, Physiologie und Pathologie der Erkrankung sowie der Verbesserung der Methodik und Technik des operativen Verfahrens klärte sich im Laufe der letzten Dezennien auch zusehends die Frage, ob das Geschwür noch intern behandelt werden soll oder noch darf, oder ob man sich zur Operation entschließen soll. Eng verknüpft mit der Anzeigestellung zur Operation als solcher stellt sich in der Folge dem Chirurgen noch zusätzlich die weitere Frage, welcher operativen Methode er den Vorzug geben soll.

Eine Gegenüberstellung, ob dem operativen Vorgehen oder der konservativen internen Behandlung der Vorrang zuerkannt werden soll, kann auf Grund der Erkenntnisse über die Vor- und Nachteile beider Verfahren und der daraus erwachsenen Indikationsstellung nicht in Betracht kommen. Hingegen haben die Erfahrungen gezeigt, daß die besten Aussichten auf Dauererfolg gerade im indikationsgerechten Zusammenwirken von interner und operativer Therapie tief begründet sind. Ein akutes Geschwür kann heute nicht mehr von vornherein Gegenstand einer operativen Therapie sein. Es ist bekannt, daß das akute Geschwür auf interne Behandlung meist sehr gut anspricht und auch ausheilt. Auch das chronische Geschwür ist der internen Behandlung in vielen Fällen absolut zugängig und werden Heilungen erzielt. Anders steht es allerdings mit jenen Fällen, die durch die Art der aufgetretenen Komplikationen, wie bereits besprochen, zum chirurgischen Eingreifen zwingen. Aber neben den Komplikationen, die sich aus dem Geschwür ergeben können, führte auch das Versagen durchgeführter interner Kuren zu bestimmten

Richtlinien, welche wir so in absolute und relative Indikationen trennen können.

1. Die absolute Indikation.

Wie im vorigen Abschnitt bereits ausgeführt, gehören dazu:

a) Die große Massenblutung und die sich wiederholenden schweren Blutungen oder bei dauernden kleinen Blutungen die durch Anämie und ihre Folgezustände den Patienten gefährden.

b) Der Geschwürsdurchbruch in die freie Bauchhöhle.

c) Die gedeckte Perforation.

d) Die gutartigen Verengerungen.

e) Die maligne Degeneration des chronischen Geschwüres.

2. Die relative Indikation.

a) Die Erfolglosigkeit mehrerer fachgemäß durchgeführter interner Behandlungsverfahren.

b) Das Latenzstadium nach ein bis zwei schwereren Blutungen.

c) Die soziale und örtliche Indikation.

d) Unerträgliche Schmerzen bei Gefahr von Medikamenten- und Alkaloidmißbrauch.

e) Das Magengeschwür im krebsgefährdeten Alter, wenn nicht innerhalb eines Jahres Beschwerdefreiheit und Heilung erzielt werden konnte.

f) Die Korrekturoperation bei unzureichend Operierten.

a) Die Erfolglosigkeit mehrerer fachgemäß durchgeführter interner Behandlungsverfahren.

Stellt eine Operation am Magen oder Zwölffingerdarm, wenn sie auf Grund der Geschwürskomplikation als absolut indiziert erscheint, mitunter auch die größeren Anforderungen an den Operateur hinsichtlich Technik und Erfahrung über die zu wählende Operationsmethode, so fordert eine Operation, die aus relativer Indikation als notwendig erachtet wird, neben der fachlichen Kenntnis des physiologischen Geschehens bei der operierten und nicht operierten Geschwürkrankheit ein umso größeres ärztliches Verantwortungsgefühl. Es darf demnach bei einer relativen Indikationsstellung die Operation nur dann als berechtigt erscheinen, wenn einerseits alle übrigen Mittel, wie sie uns von seiten der internen Behandlungsverfahren zur Verfügung stehen, nicht zu dem gewünschten Erfolg geführt haben, anderseits besondere Umstände die Operation fordern. In ganz besonderem Maße muß in solchen Fällen auch an ein etwa die Geschwürskrankheit begleitendes anderes Leiden gedacht werden, das die Gefahr der Operation erhöhen könnte.

So kann ein frisches akutes Geschwür ohne Komplikationen heute nicht mehr Gegenstand eines primären chirurgischen Eingriffes sein. Hierin wird übereinstimmend von den Chirurgen zunächst die interne Behandlung und Beobachtung gefordert. Die Forderung der Internisten, daß ein solches Geschwür erst dann der Operation zugeführt werden soll, wenn durch eine ausreichende fachgemäß durchgeführte medikamentös und diätetische Behandlung eine Ausheilung und damit Beschwerdefreiheit nicht erzielt werden kann, wird auch von den Chirurgen allgemein anerkannt. Die möglichen postoperativen Beschwerden bei einem Magenresezierten, der aus nicht exakter Indikation heraus operiert wurde, stehen in keinem Verhältnis zu den ein bis zwei Kuren, die solche Geschwüre vielfach zur Ausheilung bringen. Abgesehen davon, ist eine gewissenhafte interne Vorbehandlung auch für den Operationserfolg, sollte die interne Behandlung eben nicht zum Erfolg geführt haben, von nicht unbedeutender Wichtigkeit. Ist doch bei der Geschwürskrankheit meist eine mehr oder minder schwere Begleitgastritis vorhanden, die durch eine Vorbehandlung, wenn auch nicht ausgeheilt, so doch in ihrer Erscheinungsform günstig beeinflußt wird.

Führt jedoch die interne Behandlung nicht zu dem gewünschten Erfolg, so wird bestimmt die chirurgische Therapie Besseres zu leisten imstande sein. Die herabgesetzte Leistungsfähigkeit, die sinkende Lebensfreude jener Geschwürsträger, die lange Zeit ohne eine entsprechende Besserung intern behandelt werden, führt dieselben meist selbst zum Chirurgen. Es wird immer wieder beobachtet, daß gerade bei diesen Patienten der Operationserfolg hinsichtlich Funktion und Beschwerden sehr gut ist. Gerade hinsichtlich der postoperativen Beschwerden läßt sich eine Magenoperation ganz gut mit einer Operation der Gallenblase vergleichen. Ist die Entfernung einer Gallenblase vom chirurgischen und internistischen Standpunkt aus nicht ganz exakter Indikation heraus durchgeführt worden, so beobachtet man eine Reihe postoperativer Beschwerden, deren Ätiologie durch die Entfernung eines noch verhältnismäßig gut funktionierenden und gesunden Organs geklärt ist. Bei der nicht funktionierenden erkrankten Gallenblase wird jedoch ein Organ entfernt, das den Organismus einerseits geschädigt hat, anderseits ist es aber durch die Erkrankung zu einer entsprechenden Umstellung gekommen und eine gewisse Kompensation bereits vor der Operation eingetreten, was vielleicht den guten Erfolg einer solchen Operation auch hinsichtlich des Ausbleibens postoperativer Beschwerden zu begründen vermag. Bei einer aus nicht exakter Indikationsstellung heraus durchgeführten Magenresektion mag es sich vielleicht um einen ähnlichen Vorgang handeln. Je weitgehender die anatomischen Veränderungen (z. B. Stenose) fortgeschritten und je größer die dadurch bedingten funktionellen Störungen waren, desto eindrucksvoller ist der operative Erfolg.

b) Das Latenzstadium nach ein bis zwei schweren Blutungen.

Hat ein Patient eine schwere Blutung überwunden und ist man zur Überzeugung gekommen, daß durch die ergriffenen konservativen Maßnahmen eine akute Lebensgefahr abgewendet wurde, so wäre es unverantwortlich, nun zuzuwarten, bis sich dieser lebensgefährliche Zustand wiederholt. Ergibt die exakte Durchuntersuchung im Latenzstadium, daß die Ursache der Blutung behoben, das Geschwür also abgeheilt ist, so erübrigt sich auch die Operation. Frische akut blutende Ulcera haben häufig eine recht gute und rasche Heilungstendenz. Es kommt vielfach vor, daß durch eine solche Blutung der Patient erst aufmerksam wird, daß er Geschwürträger ist. Ergibt die Untersuchung, daß das Geschwür bestehen geblieben ist, so wird man sich auf die große Gefahr einer neuerlichen schweren Blutung nicht einlassen und ohne langes Zuwarten im Latenzstadium operieren. Dies gilt ganz besonders, wenn es sich um Patienten mit Hypertonie handelt, bei denen mit zunehmendem Alter nicht nur die Hypertonie sich steigert, sondern auch die Gefahr einer unstillbaren Blutung zunimmt und dadurch einen chirurgischen Eingriff um so gefährlicher gestaltet.

c) Die soziale und örtliche Indikation.

Nicht jeder Geschwürkranke hat die Möglichkeit, besonders dann, wenn die Heilungsdauer durch ein internes Behandlungsverfahren lange Zeit in Anspruch nimmt, sich die entsprechende und ausreichende Diät zu sichern oder eine notwendige Zeiteinteilung einzuhalten. Berufliche Rücksichten, und dies ganz besonders in Kriegs- und Krisenzeiten, lassen vielfach einen notwendigen Berufswechsel nicht zu. Diese Unzukömmlichkeiten führen noch zu einer Zunahme der Beschwerden. In solchen Fällen wird man durch eine Operation eher zu einem zufriedenstellenden Ergebnis kommen, wenn man auch bedenken muß, daß die Operation mindestens eine halbjährige Schonung und Einhaltung von Diätvorschriften fordert. Ineinandergreifend mit der Sozialindikation muß der örtlichen Erwähnung getan werden. Ulcusträger mit ihrem Wohnsitz in abgeschiedenen Gegenden, bei denen neben den bestehenden Transportschwierigkeiten bei einer eventuell auftretenden Komplikation noch hinzukommt, daß der Praktiker nur nach stundenlanger Wegstrecke zu erreichen ist, müssen in der Fragestellung, interne Behandlung oder Operation, anders beurteilt werden, als Kranke, bei denen jederzeit eine Aufnahme in ein Krankenhaus erfolgen kann. Ganz besonders muß dieser Überlegung bei Komplikationsgefährdeten Rechnung getragen werden.

d) Unerträgliche Schmerzen bei Gefahr von Medikamenten- und Alkaloidmißbrauch.

Magen- und Darmkranke stellen ein nicht unbedeutendes Kontingent an Medikamentenverbrauchern und Narkotikasüchtigen. Diese Tatsache soll stets berücksichtigt werden, wenn Patienten mit häufig auftretenden Schmerzen die Ordination aufsuchen, mit dem Wunsche um Verschreibung schmerzstillender Mittel. Solche Patienten sollen auf jeden Fall zunächst einer fachgemäßen Untersuchung zugeführt werden. Oft ist es möglich, auch hier die geklagten unerträglichen Schmerzen durch fachgemäße interne Behandlung des Grundleidens zur Heilung zu bringen. Sollte aber auch dann eine Besserung bzw. Heilung nicht erzielt werden können, so kann die Operation hier nicht nur Vorzügliches hinsichtlich Heilung des Grundleidens und der dadurch verursachten Schmerzen erzielen, sondern den Kranken auch von der Süchtigkeit mit all ihren schweren Folgen, die Alkaloidmißbrauch mit sich bringen, bewahren.

e) Das Magengeschwür im krebsgefährdeten Alter, wenn nicht innerhalb eines Jahres Beschwerdefreiheit und Heilung erzielt werden konnte.

Es ist selbstverständlich, daß bei Geschwürsträgern, aus deren Anamnese hervorgeht, daß ihre Angehörigen krebsbelastet sind, besondere Vorsicht geboten ist. Handelt es sich um ein Geschwür, insbesondere des Magens bei einem im Carcinomalter befindlichen Kranken mit positiver Familienanamnese, verdächtigen Röntgen- oder Gastroskopiebefund und sind die Beschwerden nicht oder nur zum geringen Teil therapeutisch beeinflußbar, so wird die Operation, auch wenn sich der Verdacht auf Carcinom noch nicht verifizieren läßt, als gerechtfertigt erscheinen.

Gerade in der Frage der relativen Indikationen, in der Hauptsache für das chronische, in Intervallen rezidivierende Ulcus stehen sich die Auffassungen von Internisten und Chirurgen in verschiedenem Maße gegensätzlich gegenüber. Gibt es doch Internisten, welche annähernd jedes Ulcus mit internistischen Maßnahmen, selbst bei Blutung oder Stenosezeichen, zu heilen versuchen und sich bei profuser Blutung aus einem arrodierten größeren Gefäß noch schwer entschließen, die Behandlung dem Chirurgen zu überlassen. Nach dem heutigen Stand der Ulcuschirurgie ist die Trennung in zwei Lager, die vom Internisten bis zur Grenze der Komplikation aufrecht erhalten wird, gegen das Interesse des sowohl vom Internisten wie Chirurgen gleichsinnig angestrebten Erfolges; diese Trennung kann nur durch eine intensive Zusammenarbeit zwischen beiden, die den Röntgenologen einschließt, ersetzt werden. Der Chirurg soll nicht zu früh, der Internist nicht zu spät zur operativen Behandlung raten. Wäre es dem Internisten möglich, mit dem Chirurgen den autoptischen Befund, wie er sich bei der Operation ergibt, zu übersehen, die Veränderungen, welche er auf konservativem Wege noch beseitigen zu können glaubte, zu kontrollieren, so wäre der gemeinsamen Sache weitgehend gedient. Nach unserer Erfahrung geschieht es heute viel öfter, daß ein vorliegender klinischer und röntgenologischer Befund in seinem wirklichen Ausmaß unterschätzt als überschätzt wird, daß so schwere pathologische Veränderungen bei der Operation angetroffen werden, die durch internistische Maßnahmen wohl vielleicht vorübergehend zu bessern, aber nicht mehr dauernd zu heilen sind. Dabei darf auch erwähnt werden, daß der Röntgenbefund allein, so wichtig dieses Verfahren auch für Diagnose und periodenweise Kontrolle der anatomischen und funktionellen Störungen ist, nicht der einzige Maßstab sein kann, von dem die Indikation abhängig zu machen ist. Man muß dabei *Lauda* beipflichten, daß ausschlaggebend nicht ein leichterer oder schwererer Röntgenbefund ist, sondern immer die Beschwerden des Patienten. Kommt ein Ulcus bei der Röntgenkontrolle nicht zur Darstellung, so ist damit nicht gesagt, daß es auch geheilt ist. Es ist richtig, daß selbst nischenbildende, penetrierende Ulcera an Tiefe verlieren, sich weitgehend zurückbilden können. Aber es ist anderseits eine ebenso alte Erfahrung, daß selbst Narben, auch wenn sie zu keiner Stenosierung geführt haben, eine Quelle ständiger Störungen sein können, so daß der Patient letzten Endes doch zur Operation drängt. Vom chirurgischen Standpunkt gesehen, ist es nur wünschenswert, wenn der Standpunkt *Laudas* sich in der chirurgisch-internistischen Zusammenarbeit durchsetzen könnte: im Einzelfalle sollen alle Umstände erwogen werden und man soll dem Kranken auf Grund einer genauen Anamnese, die einen längeren Überblick gewährt, oder auf Grund einer längeren Beobachtung und Berücksichtigung aller Nebenumstände, wie soziale Verhältnisse, Operationsfreudigkeit des Kranken usw., nach bestem Wissen und Gewissen raten. Aus den gleichen Erörterungen über die Operationsindikation geht hervor, daß es heute nicht mehr die Operationsmortalität dieser Eingriffe ist, die in Kliniken und großen Spezialabteilungen um 1 bis 2% schwankt, welche den zuwartenden Standpunkt des Internisten auslöst, sondern die Gefahr, trotz des eingegangenen Operationsrisikos nicht beschwerdefrei zu werden. Die Zahl der durch die Operation wirklich beschwerdefreien Patienten wird von *Lauda* auf 50% von *Boller* auf nur 30% geschätzt. Der Prozentsatz der durch interne Maßnahmen geheilten Fälle beträgt nach *Boller* allerdings nur 10%. Wir möchten die Ansicht vertreten, daß beide Zahlen zu niedrig geschätzt sind, bestimmt aber auch die Zahl der durch chirurgische Therapie beschwerdefrei gewordenen Fälle. Wichtig ist aber die Feststellung, daß der Ton auf den Nachbeschwerden liegt, die auch dem Chirurgen, der das Schicksal seiner Operierten weiter verfolgt, bekannt sind und in einer großen Zahl von Fällen ohne Zweifel, aber nicht in 50% vorhanden sind. In einem späteren Abschnitt sollen die Nachbeschwerden noch besonders besprochen werden. In diesem Zusammenhang soll nur darauf hingewiesen werden, daß die auffälligsten Nachbeschwerden gerade nach der am unphysiologischesten Resektionsmethode des B II, „wie sie heute allgemein durchgeführt wird", im stärksten Maße gefunden werden. Diese Feststellung erscheint besonders wichtig, ebenso wie die Erklärung für Nachbeschwerden, daß der Kranke nach der Operation „praktisch keinen Magen hat, daß die Nahrung unmittelbar in den Dünndarm fällt, daß der Dünndarm in durchaus unphysiologischer Weise beansprucht wird usw., daß also auch dann, wenn die Operation bestens ausgeführt und als bestens gelungen bezeichnet werden muß, unphysiologische Verhältnisse geschaffen sind, welche die Grundlage neuer Beschwerden geben können".

Darin liegt aber, wie wir bereits an dieser Stelle feststellen wollen, ein Angelpunkt der chirurgischen Ulcustherapie. Wie noch gezeigt werden soll, ist die schematische Durchführung der Resektion nach B II in seinen Varianten durchaus keine zwangsmäßige Notwendigkeit und als eine unter bestimmten Bedingungen entstandene, aber über das Ziel hinausgegangene Entwicklung zu bezeichnen. Es wird das unbestrittene Verdienst *v. Haberers* bleiben, das chirurgische Problem der operativen Ulcustherapie unter voller Erfüllung der dabei einzuhaltenden Bedingungen nach physiologischen Gesichtspunkten verfolgt und ausgebaut zu haben, d. h. grundsätzlich den physiologischen Zusammenschluß von Magen und Duodenum nach B I bzw. nach seiner Modifikation zu wählen und ganz im Gegensatz zu der heute allgemein schematisch gebräuchlichen Methode des B II, diese Resektionsmethode nur für die unbedingt notwendigen Fälle einzuschränken. Auf diese Weise sind eine Reihe und vor allem die gravierendsten Faktoren, die auf Grund der unphysiologischen postoperativen Verhältnisse Anlaß zu Beschwerden und Nachkrankheiten werden können, ausgeschaltet. (Weitere Folgerungen und Gesichtspunkte siehe später.)

f) Die Korrekturoperation bei unzureichend Operierten und nach Palliativoperationen.

Wenn der Chirurg vor die Entscheidung gestellt wird, ob er bei einem schon früher wegen Ulcus ventriculi oder duodeni Operierten zu einer neuerlichen Operation raten soll, so tritt zwangsläufig der ganze Fragenkomplex über die Indikationsstellung hinsichtlich des primären Eingriffes, über Art der durchgeführten Operation, sowie über ursächlichen Zusammenhang der damit verbundenen postoperativen Nachbeschwerden nochmals in Erscheinung. Die eminente Bedeutung der Operationsindikation für die Resultate der operativen Ulcusbehandlung tritt hier klar zu Tage. Daß postoperativ auftretende Komplikationen, die zu einem sofortigen Eingreifen aus absoluter Indikation heraus zwingen, vielfach gleichzeitig mit einer Korrekturoperation behoben werden können, sei nur der Vollständigkeit halber erwähnt. Was uns in diesem Kapitel besonders interessiert, sind die Operationen, die als notwendig erachtet werden in jenen Fällen, bei denen die frühere Operation ein nicht zufriedenstellendes Ergebnis brachte. Ganz allgemein muß als Voraussetzung für den neu zu fassenden Operationsplan einer Korrekturoperation die Kenntnis des früheren Operationsbefundes gefordert werden. Ist dies nicht möglich, so ergibt sich die zwingende Notwendigkeit, durch die entsprechenden zur Verfügung stehenden Untersuchungsmethoden, wie vor allem der Röntgendiagnostik, sich Klarheit über die vorliegenden Verhältnisse zu schaffen und daraus die notwendigen Rückschlüsse zu ziehen. Aber auch hier treten mitunter auch bei bester Technik und Erfahrung Schwierigkeiten in der Beurteilung der Art der vorangegangenen Operation auf, und wird die letzte Entscheidung erst durch die Laparotomie zu erzielen sein. Zum Beispiel wird eine Resektion zur Ausschaltung von einem B II in der röntgenologischen Darstellung sich wohl kaum unterscheiden lassen, ein Umstand, der für den Chirurgen aber entscheidend sein kann bei der Überlegung einer etwa durchzuführenden Korrekturoperation. Es bleibt also letzten Endes nur übrig, sich aus den klinischen Erscheinungen ein Bild zu machen und in erster Linie aus der Beurteilung der letzteren die Indikation zur Laparotomie zu stellen.

Wenn auch gerade bei Magenresezierten die Dauerresultate im allgemeinen recht günstig sind — die verschiedentlich durchgeführten Nachuntersuchungen in den letzten drei Dezennien ergab einen Hundertsatz von Dauererfolgen, der sich zwischen 75 und 89% bewegt — so ist die Anzahl derer, die trotz einer vorangegangenen Operation über dieselben oder neue Beschwerden klagen, doch noch ein erheblicher, wenn man sich die Zahl der Gesamtoperierten vor

Augen hält. Es wird demnach Aufgabe hauptsächlich der Chirurgen sein, den Ursachen dieser Beschwerden nachzugehen und die Beseitigung oder wenigstens Besserung derselben auf konserativem oder operativem Wege herbeizuführen. Das erste Mittel hiezu ist die Verhütung durch strenge Einhaltung der Indikation, weiters durch die Vermeidung unphysiologischer Operationsmethoden, so oft dies möglich ist, wie auch durch Beobachtung einer geeigneten Technik. Bei technisch unvollkommen bzw. unzulänglich Operierten wird die Indikationsstellung zu einer Nachoperation weniger Schwierigkeiten bereiten, als der operative Eingriff als solcher. Schwieriger wird die Entscheidung in allen jenen Fällen, die früher einer Palliativoperation unterzogen wurden oder werden mußten. Es ist leicht erklärlich, daß bei diesen am ehesten immer wiederkehrende oder fortlaufend bestehende Beschwerden auftreten und es ergibt sich daraus, daß die Palliativoperation auch das Hauptkontingent der Korrekturoperationen darstellt. Bei lebensbedrohlichen Komplikationen ist der Chirurg immer wieder gezwungen, ohne Rücksichtnahme auf Behebung des bestehenden Grundleidens zunächst jenen Eingriff zu wählen, der die unmittelbare Lebensgefahr beseitigt. Als bestes Beispiel kennen wir in diesem Zusammenhang die Perforationsübernähung bei schlechtem Allgemeinzustand, fortschreitender Peritonitis und schon längere Zeit zurückliegenden Geschwürsdurchbruch. Die Zahl der nach einfacher Übernähung beschwerdefrei bleibenden Fälle ist viel geringer als nach der Resektion. Es ergibt sich daraus die öftere Notwendigkeit einer Nachoperation, besonders dann, wenn gleichzeitig ein zweites Ulcus vorhanden ist. Je nach dem festgestellten Operationsbefund oder nach dem Verlauf der Erkrankung wird zu einem zweiten Eingriff zu raten sein.

Andere Überlegungen drängen sich aber auf, wenn zur Perforationsübernähung zusätzlich eine Gastroenterostomie hinzugefügt wurde. Die Gefahr des Ulcus pepticum jejuni steht hier ganz besonders im Vordergrund. Sie soll daher nach *v. Haberer* unterbleiben. Man reseziert eben besser oder bedient sich der von ihm empfohlenen Verfahren. *Finsterer* ist hier grundsätzlich für eine sekundäre Resektion etwa in dem Sinne, wie man einem Patienten nach der Inzision eines appendizitischen Abszesses zur Intervalloperation rät. Er weist auf den Symptommangel der Anastomosengeschwüre hin, die bis zur Perforation oder Blutung in die freie Bauchhöhle oder selbst ins Colon unbemerkt bleiben können. Selbst, wenn man den radikalen Standpunkt *Finsterers* nicht ganz beipflichten will, so ist doch bei geringstem Verdacht auf Ulcus pepticum jejuni die Korrekturoperation und in diesem Falle die Resektion angezeigt. Es zwingt dazu die bekannte Tatsache, daß die Gastroenteroanastomose bei perforiertem Geschwür sehr häufig mit dem Ulcus pepticum jejuni belastet ist, das selbst wieder leicht zur Perforation neigt. Beim einfach übernähten Perforationsgeschwür, das weiterhin Beschwerden macht und keine Heilungstendenz zeigt, wird man die Resektion als den am meisten Erfolg versprechenden Eingriff anschließen. Es muß in diesem Zusammenhang darauf hingewiesen werden, daß die zur Perforation neigenden Geschwüre, sowohl vor wie nach der Perforation oft nicht die typischen Ulcusbeschwerden erkennen lassen. Auch bei der Röntgenuntersuchung kann durch Adhäsionsbildungen im Bereiche der Übernähungsstelle, sowie durch Verziehung der Magenwand und Veränderungen derselben durch die Naht ein Anlaß zur Täuschung entstehen. Ein offenes Geschwür kann dadurch unerkannt bleiben. Somit werden die Beschwerden dann auf andere Leiden, „Adhäsionsbeschwerden" usw., bezogen und es wird mitunter wertvolle Zeit versäumt, abgesehen davon, daß durch den Fortbestand des Grundleidens und der Schmerzen die Leistungsfähigkeit herabgemindert und der Allgemeinzustand weiterhin beeinträchtigt wird. Aus diesem Grund soll man in solchen Fällen auch zeitlich nicht allzu lange mit der in Aussicht genommenen Radikaloperation zuwarten. Durchschnittlich wird in einem halben Jahr Klarheit darüber herrschen, ob der Palliativeingriff ausreichend war und Aussicht besteht, daß auch weiterhin mit einem Dauererfolg zu rechnen ist.

Auch beim nicht perforierten Geschwür bringen es manchmal die Verhältnisse mit sich, daß man den vorgenommenen Operationsplan ändern muß und eine Palliativoperation zur Anwendung kommt, die in ihren Folgeerscheinungen zu einer Korrekturoperation Anlaß gibt. An dieser Stelle soll aber besonders an die Worte *Bollers* erinnert werden, die er in der Frage der Indikationsstellung zur Nachoperation in solchen Fällen gebraucht, wenn er schreibt: „Es kommt häufig vor, daß sich eine Operation in der Zukunft bewährt, die nicht als Dauerzustand gedacht war."

Man soll sich also nicht zu einer Nachoperation gezwungen sehen, weil sie nun einmal beim Ersteingriff schon vorgesehen war, sondern der postoperative Verlauf und die exakte Nachuntersuchung werden in dieser Frage den Ausschlag geben.

War bei einer akuten Ulcusblutung, bei der primär die Indikation zur Operation gestellt wurde, aus irgendeinem Grunde die Radikaloperation nicht möglich und mußte die Blutung durch Gastro- oder Duodenotomie mit Umstechung gestillt werden, so wird man die Nachoperation, und zwar in diesem Falle die Resektion, in Erwägung ziehen, sobald sich der Patient erholt hat.

Die Gastroenteroanastomose, ein Operationsverfahren früher vielfach als Methode der Wahl zur Behandlung der Ulcuskrankheit, besonders des Ulcus duodeni, angewandt, hat als solche ihre Bedeutung verloren und mußte der Resektion Platz machen, wenn sie auch in besonders gelagerten Fällen, besonders bei älteren Patienten, mit vollem Erfolg ausgeführt werden kann. In der Frage der Korrekturoperation wegen postoperativer Beschwerden verdient die Gastroenteroanastomose jedoch besonderes Interesse. Da durch die G. E. die Ulcusdisposition nicht direkt zu beeinflussen ist, ergeben sich bei dieser Methode eine Reihe von Nachteilen, die zu weiteren Operationen Veranlassung geben. Der primäre Nachteil im Sinne der Zurücklassung des Geschwürs bedingt von vornherein, daß mit den verschiedensten Komplikationen gerechnet werden muß. Rezidiv und Ulcusgastritis, sowie Ulcus pepticum jejuni sind keine Seltenheiten und erklären die Beschwerden. Nebenbei muß auch auf die Gefahr der Zurücklassung eines Carcinoms hingewiesen werden, das ja in manchen Fällen selbst bei der Operation makroskopisch nicht diagnostiziert werden kann. Als sekundäre Nachteile kommen noch die Folgen des Eingriffes in den physiologischen Verdauungsprozeß, die durch die Veränderungen im Beförderungsweg und in der Magenmotilität bedingt sind, hinzu. Postoperative Blutungen nach G. E. sind keine Seltenheit, besonders dann nicht, wenn schon früher eine manifeste Blutung aufgetreten war. *Von Haberer* weist speziell auf dieses Risiko hin, das allen Palliativoperationen anlastet. Auch der sekundären Perforation bei Rücklassung des Ulcus muß hier Rechnung getragen werden. Über angeführte und einer Reihe weiterer Komplikationen bei G. E. existieren eine große Anzahl von Publikationen (*v. Haberer, Rydygier, Brenner, Petersen* und *Machol, Rovsing* und *Bull, Moynihan, Perthes, Faulhaber* und *v. Redtwitz, Krecke, Waterhouse* u. a.m.). Es ist also nicht verwunderlich, wenn gerade die G. E. am häufigsten zur Nachoperation zwingt. Heilt also das primäre Geschwür durch die G. E. nicht aus, oder läßt sich gar ein Ulcus pepticum jejuni feststellen, so werden wir immer die Indikation zur Korrekturoperation stellen. Um der Indikationsstellung der Korrekturoperation, die sich bei einer G. E. mit postoperativen Komplikationen besonders schwierig gestalten kann, ganz gerecht zu werden, sei auch noch auf verschiedene Ursachen von Schmerzen hingewiesen, die durch interne Behandlung meist nicht zu beeinflussen sind. *Boller* machte die Feststellung, daß Narben im Pylorus und Duodenum als Ursache von Schmerzen und anderen Symptomen nur bei schlecht funktionierender oder nicht am tiefsten Magenpol angelegter Anastomose in Frage kommen. Das Auftreten frischer Nischen im Magen oder Duodenum bei gut funktionierender Anastomose wird als Seltenheit betrachtet. Bei der G. E. können sich Schrumpfungsvorgänge an der Anastomose abspielen, die die Durchgängigkeit immer mehr beeinträchtigen, so daß die Speisen wieder auf normalem Weg entleert werden. Bei breiter Anastomose führt der säureproduzierende Magen zur Entzündung der Darmschleimhaut und es entsteht die Gefahr der Entwicklung eines Ulcus pepticum jejuni. Es treten also neuerdings Beschwerden auf, die entweder auf die Schrumpfung, auf ein neues Geschwür oder ein Ulcus pepticum jejuni zurückzuführen sind. Gastroenterostomien, die nicht indiziert angelegt wurden, gelangen außer Funktion. Dies geschieht auch, wenn eine vorherige Stenose sich im Laufe der Zeit zurückgebildet hat.

Die niedrige Mortalität, die verhältnismäßig geringe Schwierigkeit in der operativen Technik waren verantwortlich, daß die G. E. manchmal bei Fällen Anwendung fand, bei denen die Laparotomie autoptisch keinen sicheren Befund ergab. Abgesehen davon, daß bei den heutigen diagnostischen Möglichkeiten eine solche „Verlegenheitsoperation“ zu den Seltenheiten gehören wird, interessiert sie uns doch in der Frage einer eventuell durchzuführenden Korrekturoperation. Daß ein Eingriff am Magen aus primär falscher Indikationsstellung heraus zu erheblichen Beschwerden führen kann, ist bekannt und es ist fraglich, ob man durch eine neuerliche Operation den früher begangenen Fehler auszumerzen vermag. Manche Chirurgen lehnen es überhaupt ab, in solchen Fällen einen neuen Eingriff zu versuchen. Wir können dieser Ansicht nicht ganz beipflichten und sind der Auffassung, daß ein Patient, der eine solche „Verlegenheitsoperation“ hinter sich hat, höchstwahrscheinlich nur dann wieder zum Chirurgen kommt, wenn er wirklich starke Beschwerden hat, die ja auch bei primärem fehlendem positivem Befund durch den Eingriff als solchen mit den ihm anlastenden Nachteilen und darauffolgenden postoperativen Beschwerden ihre Erklärung finden. *Ohly* hat sich mit den eigentlichen Folgezuständen der G. E. besonders befaßt und berichtet über 1. einige seltene chirurgische Spätkomplikationen von Ileuscharakter. 2. Darmdyspepsien. 3. Galleregurgitation in den Magen und Anacidität mit sekundären Darmdyspepsien. 4. Dene'chans sekundäres dyspeptisches Syndrom: Schmerzen nach den Mahlzeiten, Obstipationen, Abmagerung, Hyperacidität, Blutungen. 5. Störungen in der Pankreas- und Gallensekretion und sekundäre atrophische Zustände in Pankreas und Leber. 6. Echte und falsche Rezidive, sowie Ulcus pepticum jejuni. 7. Sekundäre Anämien. 8. Cancer. Unter Berücksichtigung dieser Tatsache räumen wir in der Frage der Indikationsstellung zur Korrekturoperation der sogenannten „Verlegenheitsgastroenterostomie“ denselben Platz ein wie den übrigen Patienten mit einer Gastroenterostomie, die über heftige Nachbeschwerden klagen und raten zur Operation.

Was die anzuwendende Operationsmethode zur Behebung der Folgeerscheinungen einer G. E. anbelangt, so versteht es sich von selbst, daß man bei dem heutigen Stand der Magenchirurgie jenen Eingriff wählt, der auch ursächlich den aufgetretenen Komplikationen zu Leibe rückt und dies kann nur die große Resektion sein mit Einschluß der Gastroenterostomie. Die Aufhebung der G. E. allein ohne Resektion, Antrumpylorusresektion bei Bestehenbleiben der G. E., Lösung von Adhäsionen u. dgl. sind heute als Methode der Korrekturoperation verlassen.

Bei der Resektion zur Ausschaltung mit postoperativen Beschwerden wird sich die Frage erheben, ob bei der Erstoperation die gesamte Antrumpylorusschleimhaut exzidiert wurde oder nicht. Wurde die Resektion zur Ausschaltung wegen nicht resezierbarem Geschwür durchgeführt, so ist es wahrscheinlich, daß auch bei einer Korrekturoperation sich dieselben Schwierigkeiten ergeben werden und es wird bei weiterer Resektion auf über zwei Drittel oder drei Viertel des Magens sich kein Erfolg ergeben. An ihre Stelle tritt als ursächliches Verfahren die Entfernung des Antrumpürzels mit Einschluß des Pylorus, bei zu wenig ausgiebiger Resektion die Wiederholung derselben.

II. Die operativen Verfahren bei der Behandlung des Magen-Duodenalgeschwüres.

Bei der Besprechung des operativ technischen Teiles sollen vor allem die heute zur Verwendung kommenden Methoden berücksichtigt werden, die wir in zwei Gruppen mit verschiedenem Angriffspunkt trennen können:

1. Die Magenresektionen bzw. palliativen Eingriffe und
2. Die Vagotomie.

Aus praktischen Gründen beginnen wir mit den sogenannten radikalen Resektionen und lassen die palliativen Verfahren später folgen. Eine kurze Darstellung der Entwicklung dieser Methoden wird die Möglichkeit geben, bereits bei dieser Gelegenheit auf technische Details hinzuweisen, so daß dadurch die Darstellung der technischen Ausführung der Resektion, wie sie in der Schule *v. Haberer* geübt wird, vereinfacht wird.

A. Die Resektionsmethoden.

1. Die Resektion nach Billroth I mit ihren verschiedenen Modifikationen.

Kaum eine andere Entdeckung war auf chirurgischem Gebiet so entscheidend und durchgreifend wie die von *Billroth* angegebenen beiden Resektionsverfahren des Magens.

Wohl der erste, welcher mit Erfolg Teile des Magens am Hunde resezierte, war *Daniel Karl Theodor Merrem;* er berichtete 1810 in Gießen in seiner Dissertationsarbeit „Animadversiones quaedam chirurgicae experimentis in animalibus factis illustratae" über diesbezügliche Versuche. *Merrem* operierte drei Hunde, von denen zwei den Eingriff überstanden; angewandt wurde die Invaginationsmethode. Es wurde damals von *Merrem* bereits vorgeschlagen, diese Operation bei Menschen mit unheilbarem Pyloruscarcinom durchzuführen. Sein Vorschlag wurde aber nicht beachtet, sondern als Ausfluß tollkühnen chirurgischen Strebens beiseite gelegt.

Über Auftrag *Billroths* nahmen 1874 *Gussenbauer* und *v. Winiwarter* die Pylorusresektion an Hunden wieder in Angriff. Durch diese zum Teil gelungenen Experimente wurde der Nachweis erbracht, daß die Exzision des Pylorus und die Vereinigung des Duodenums mit dem Rest des Magens technisch ausführbar ist. Magen und Duodenum ließ *Gussenbauer* durch Assistentenhände komprimieren, da er vor dem Gebrauch von Klemmen warnte. Bei geringer Inkongruenz der Lumina konnte bereits *Gussenbauer* die Ungleichheit durch eine auf den ganzen Umfang des Magenquerschnittes verteilte Faltenbildung durch Nähte ausgleichen. War die Inkongruenz zu groß, so wurde die Duodenalwunde mit dem korrespondierenden Teil des Magens an der kleinen Kurvatur vereinigt und der Rest des Magens mit einer sogenannten Okklusionsnaht in sich vernäht. Die auch von ihm beschriebene „Jammerecke" deckte er durch zwei gekreuzte Nähte. *Gussenbauer* vereinigte die beiden Lumina durch einfache Lembertnähte. Durch *Gussenbauers* Tierversuche war nun geklärt worden, daß trotz Unterbindung der Gefäße keine Nekrose des Magens eintritt, daß die Verdauung und Nahrungsaufnahme nach der Resektion in keiner Weise behindert wird und daß durch die Einwirkung des Magensaftes auf die Nähte die Verklebung der Serosaflächen nicht leidet. 1876 sprach *Gussenbauer* die Worte: „Wenn es also möglich wäre, auf operativem Wege die Carcinome des Magens gründlich zu entfernen, ohne durch die Operation das Leben direkt zu gefährden, so würde die Exstirpation der Magencarcinome selbst dann noch berechtigt sein, wenn wegen ihrer möglichen Folgen ein verhältnismäßig nur kleiner Bruchteil der Kranken genesen würde."

Die Frage der Ausführbarkeit der Pylorusresektion wurde weiters durch *Gussenbauer* und *v. Winiwarter* insofern geklärt, als sie in mühevoller Arbeit die Sektionsprotokolle des Wiener pathologisch-anatomischen Institutes von fast 60 Jahren durcharbeiteten und 542 Pyloruscarcinome auf die Frage der Operabilität sichteten; 41% hievon waren ohne Metastasen und bei 32% zeigte der Tumor eine gute Beweglichkeit. *Gussenbauer* faßte das Ergebnis seiner Untersuchungen somit zusammen: „Ich muß nach den mitgeteilten Erfahrungen den Vorschlag für berechtigt halten, auch am Menschen zur Entfernung von Magencarcinomen, welche erfahrungsgemäß am häufigsten am Pylorus ihren Sitz haben und nicht selten als lokale Leiden durch die Stenose und ihre Folgen zum Tode führen, die partielle Magenresektion in Anwendung zu ziehen."

Die weitere Entwicklung der Bauchchirurgie, durch Verwendung der Lembertschen Naht, durch Antisepsis und Asepsis, sowie durch die Entwicklung der Schmerzbekämpfung bei längerdauernden Operationen, sowie der glückliche Erfolg *Billroths* zum Verschluß einer Magenfistel durch intraperitoneale Naht, ließen *Billroth* die Worte aussprechen: „Nachdem früher von mir gezeigt war, daß man Magenwunden ebenso wie den Darm vernähen kann, ohne fürchten zu müssen, daß der Verdauungssaft die Heilung per primam hindert, so steht nun anatomisch, physiologisch und technisch der partiellen Resektion des Magens beim Menschen nichts mehr im Wege. Es muß gelingen! Man muß natürlich mit einem einfachen, nicht zu ausgedehnten Fall beginnen."

Fünf Jahre wartete *Billroth*, ehe er in seiner Klinik einen geeigneten Fall zur Operation finden konnte. In der Zwischenzeit wurde auch von anderen Chirurgen die Resektion von Magenstücken versucht. Die erste Pylorusresektion am Menschen führte *Péan* am 9. April 1879 in Paris aus; er wurde, wie er selbst sagt, durch den dringenden Wunsch des Patienten, eigentlich gegen seine bessere Überzeugung, gedrängt. Eine nähere Beschreibung seiner Methode, speziell über die Art und Weise der Vereinigung der inkongruenten Lumina, findet sich in seiner Publikation nicht. Der Fall endete letal. Am 16. November 1880 wurde von *Rydygier* in Kulm die zweite Pylorusresektion am Menschen ausgeführt. Er konnte sich hiebei bereits auf die aus der *Billroth*schen Klinik stammenden experimentellen Vorarbeiten *Gussenbauers* und *v. Winiwarters* am Hunde stützen und hielt sich auch größtenteils in der Ausführung seiner Methode an die von den beiden aufgestellte Operationstechnik. Der Patient überstand den Eingriff nur 12 Stunden. Zweifelsohne ist es als ein großes Verdienst anzuerkennen, daß *Rydygier* in einem kleinen Krankenhaus diesen Eingriff wagte; es ist jedoch keinesfalls gerechtfertigt, wenn er die Magenresektion nach *Billroth* I, wie sie von seinen Zeitgenossen benannt wurde, als seine Methode bezeichnete und hiefür mit lauter Stimme die Priorität forderte. Die systematischen und planvollen Vorarbeiten, welche das Gelingen dieser Operation ermöglichten, wurden von *Billroth* und seiner Schule geleistet; *Billroth* war es auch, der die erste Magenresektion am Menschen mit Erfolg ausführte; er wird heute auf der ganzen Welt unangefochten als Schöpfer der Magenchirurgie angesehen.

Am 29. Jänner 1881 nun wurde jene Großtat in der Chirurgie ausgeführt, die den Namen *Theodor Billroth* unsterblich machte. An diesem Tag entschloß sich *Billroth* bei einer 43jährigen Patientin, namens Therese Heller, die in allen Einzelheiten ausgedachte Operation auszuführen. Es handelte sich bei ihr um einen rechts vom

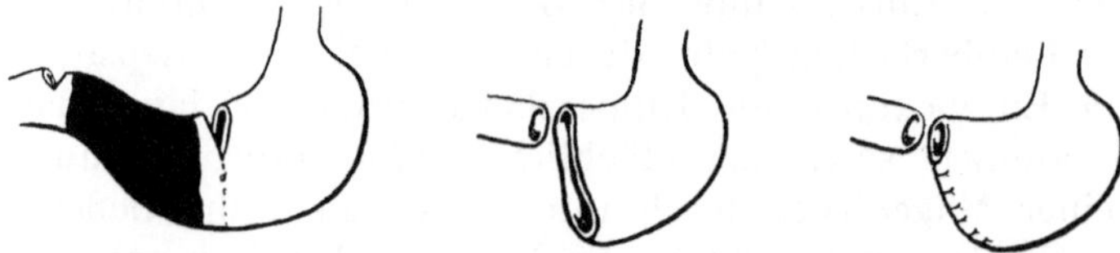

Abb. 1. Resektionsschnitte am Magen und Duodenum. Zunächst wurde von der kleinen Kurvaturseite her das Duodenallumen eingeschnitten, dann oral vom Carcinom der Magen quer durchtrennt und schließlich der Schnitt am Duodenum vervollständigt.

Abb. 2. Aneinanderlagerung der beiden Lumina nach Wegfall des carcinomatösen Antrums.

Abb. 3. Der Querschnitt des Magens ist durch Okklusionsnähte an der Seite der großen Kurvatur so weit verkleinert, daß das Duodenum mit dem Magen anastomosiert werden kann. (Nach *H. Ziegler*, Der Krebsarzt, 1949, S. 53.)

Nabel tastbaren, kleinfaustgroßen Tumor, der noch beweglich war. Der gekürzte Operationsbefund hat im wesentlichen folgenden Wortlaut: „Nach vorsichtiger Durchführung einer Magenspülung wird in Chloroformnarkose oberhalb des Nabels mit leicht konvexem Bogen nach abwärts ein Querschnitt von 11 cm Länge gesetzt; Hervorziehen des Magens; es findet sich ein weitgehend stenosierendes, ausgedehntes Pyloruscarcinom mit erbsengroß infiltrierten Lymphknoten an der großen Kurvatur. Massenligaturen an der großen und kleinen Kurvatur mit karbolisierter Seide; darauf Einschneiden des Duodenums und des Magens an der kleinen Kurvatur weit im Gesunden (Abb. 1). Nach Anlegen von vier Seidenfäden an den gesunden Wundrändern des Magens (durch Serosa und Muskularis, nicht aber Mukosa) wird der Schnitt bis an die große Kurvatur verlängert und damit der Tumor am Magen abgetrennt. Jetzt werden Duodenum und Magen einander genähert und die vier Nähte der Magenwand mittels Nadeln durch die Wundränder (Muskularis und Serosa) des Duodenums durchgeleitet und unter Einstülpung der Wundränder nach innen der Reihe nach geknüpft. Nun erfolgt die totale Abtrennung des Carcinoms auch vom Duodenum (Abb. 2).

Nachdem die Magenhöhle mittels Schwämmen gereinigt worden war, werden die Magenwandungen an der großen Kurvatur beginnend soweit miteinander vernäht, daß die zirkuläre Vereinigung des Magenlumens mit dem Duodenum ohne Schwierigkeit gelingt (Abb. 3). Es wurden nur Serosa-Muskularisnähte mit Einstülpung der Wundränder nach innen durchgeführt. Reinigung des Restmagens mit 3%iger Karbolsäure, Verschluß der Bauchhöhle ohne Drainage, Kompressionsverband. Der Allgemeinzustand der Patientin war in den ersten Tagen nach der Operation zufriedenstellend, die Wunde verheilte p. p. Am 22. Tag post operationem konnte die Patientin das Krankenhaus verlassen.“

Leider sollte die Freude über die gelungene Operation nicht lange anhalten; sie starb noch in demselben Jahre an einem Rezidiv, auf dessen mögliches Auftreten *Billroth* wegen des ausgedehnten Prozesses bereits nach der Operation hingewiesen hatte. Es war jedoch mit dieser Operation zum ersten Male bewiesen, daß die Pylorusresektion am Menschen ausführbar ist. Sechs Tage nach seiner ersten Magenresektion schrieb *Billroth* an Dr. *Wittelshöfer,* den damaligen Herausgeber der Wiener medizinischen Wochenschrift, folgendes: „Ich hoffe, wir haben wieder einen guten Schritt vorwärts getan, um das Leiden Unglücklicher, bisher für unheilbar gehaltener Menschen zu heilen, oder falls es bei Carcinomen zu Rezidiven kommen soll, wenigstens für eine Zeitlang zu lindern und Sie werden es mir wohl verzeihen, daß ich einen gewissen Stolz darüber empfinde, daß es die Arbeiten meiner Schüler sind, durch welche auch dieser Fortschritt ermöglicht ist.“

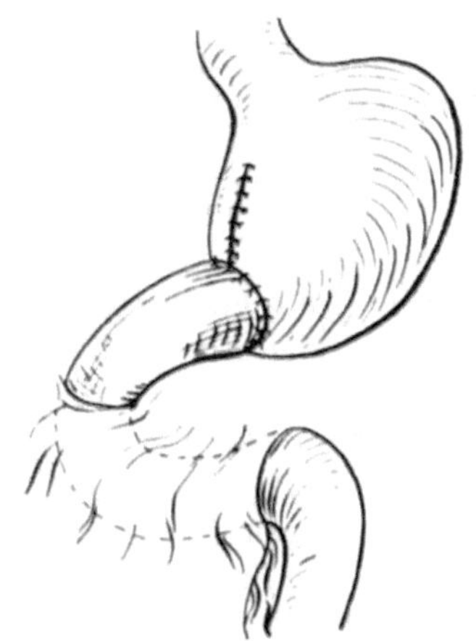

Abb. 4. Billroth I mit Gastroduodenostomia terminoterminalis oralis partialis (als Originalverfahren bezeichnet; *W. J. Mayo, Judin, Finochietto*).

Seinen zweiten Fall operierte *Billroth* am 28. Februar 1881, wobei er dieselbe Technik anwandte. Infolge außerordentlicher Dilatation des Magens kam es an der großen Kurvatur zu einer blindsackartigen Ausweitung. Dies bewog *Billroth,* die bis dahin geübte Technik zu ändern und sich seiner definitiven Methode zuzuwenden. Er durchtrennte den Magen von links oben nach rechts unten schräg, schloß die Okklusionsnaht an die kleine Kurvatur an und fügte das Duodenum in den der großen Kurvatur anliegenden Teil der Magenwunde ein (Abb. 4). Die dadurch erzielte Form des Magens war eine sehr befriedigende. Es wurde also in den ersten beiden Fällen nach der Resektion eine Anastomose im Sinne einer Gastroduodenostomia terminoterminalis oralis partialis cranialis und beim dritten Fall eine Gastroduodenostomia terminoterminalis oralis partialis caudalis angelegt. Diese letztere Operationsmethode wurde von nun an an der *Billroth*schen Klinik beibehalten (Originalmethode des B I *). Die nächsten Fälle operierten in derselben Weise *Wölfler* und *Czerny*. Es gab auch Mißerfolge, daher warnte *Billroth* vor übertriebenem Optimismus und forderte eine genaue Operationsindikation, um das Operationsverfahren nicht in Mißkredit zu bringen. Für andere im allgemeinen nicht lebensbedrohliche Erkrankungen schien ein derartiger Eingriff anfangs doch noch zu gefährlich. Doch bereits 1876 hieß es in einer Arbeit *Gussenbauers:* „Es ist meiner Ansicht nach selbstverständlich, daß eine hochgradige einfache Pylorusstenose, welche durch ihre Folgen sicher zum Tode führt, noch weit mehr die vorgeschlagene Operation indiziert als der Pyloruskrebs.“

In den ersten fünfzehn Jahren wurden von *Billroth* und seinen Schülern 54 Resektionen und 55 Gastroenterostomien mit einer durchschnittlichen Mortalität von 49% durchgeführt. Die Dauerresultate dieser radikalen Eingriffe waren bescheiden; nur zwei Fälle haben den Eingriff länger als fünf Jahre überlebt; dieses Ergebnis veranlaßte *v. Hacker,* die Hauptbedeutung der von *Billroth* inaugurierten zielbewußten Chirurgie des Magens in den bei der narbigen Stenose zu erreichenden Erfolgen zu erblicken. Die gewaltige Anzahl der seither operierten Geschwüre des Magens und Zwölffingerdarms bestätigen die Ansicht *v. Hackers. Rydygier* war der erste, welcher sich am 21. September 1881 an die Resektion eines peptischen Magengeschwürs heranwagte. Sein Vorgehen stieß jedoch damals auf allgemeine Ablehnung. Unter das Referat seines auf dem Chirurgenkongreß 1882 gehaltenen Vortrages über die erste Resektion wegen Ulcus ventriculi setzte die Redaktion des Zentralblattes für Chirurgie 1882, Nr. 12 „hoffentlich auch die letzte“.

Seit damals nahm die Geschwürsresektion von Jahr zu Jahr zu; 1894 waren bereits 50 Geschwürsresektionen mit 40% Mortalität bekannt. 1895 berichtet *v. Hacker* über sechs Fälle von narbiger Stenose des Pylorus, deretwegen er eine Gastroenterostomia retrocolica ausführte. So sehen wir, daß zu *Billroths* Zeiten die Anzeigen zu diesen Eingriffen am Magen, sowohl beim Carcinom als auch beim Ulcus, festgelegt waren.

---

* In der ausländischen Literatur auch unter den Namen *W. J. Mayo, Judin, Finochietto* genannt.

Heute gehört die Resektion, welche bei der Ulcuskrankheit eine ungeahnte Verbreitung gefunden hat, zum Gemeingut aller jener, die den Namen eines Chirurgen für sich in Anspruch nehmen. Wenn nun eine Besprechung der verschiedenen Ausführungsarten der Magenresektion folgt, so leuchtet über allen, welche Bezeichnung sie auch immer tragen mögen, der Name *Theodor Billroth*. *Von Eiselsberg* sagt: „*Billroth* hat das Haus gebaut und alles übrige ist nur eine Fassadenänderung gewesen."

Um die sogenannte „Jammerecke" zu vermeiden, inplantierte *Kocher* 1903 den Duodenalstumpf in die Hinterwand des blindverschlossenen Magensackes. *Jaboulay* hat 1892 schon den Gedanken geäußert, bei Pylorusstenosen eine „Anastomose gastroduodenale" herzustellen, 1897 nahm *Villard* diese Operation in verbesserter Form wieder auf. *Kocher* hat dann die nach ihm benannte typische Mobilisierung des Duodenums angegeben. Hiebei wird das Peritoneum — ein bis zwei Querfinger vom Außenrande des Duodenums entfernt — bis gegen das Mesocolon hin durchtrennt und das Duodenum dann mehr oder weniger stumpf von der hinteren Bauchwand und Vena cava caudalis abgeschoben, bis man es mittels der untergeschobenen Finger leicht emporhalten und gegen den Magen hin bringen kann. Bisweilen hat *Kocher* nach der Resektion des Magens die vordere Wand desselben unmittelbar über der großen Kurvatur zur Vereinigung benützt. Später jedoch führte er die Anastomose Seit zu End mit der hinteren Magenwand durch (Abb. 5). Es handelt sich demnach bei *Kocher* um einen Billroth I mit einer Gastroduodenostomia lateroterminalis oralis posterior. Heute macht man von der *Kocher*schen Modifikation keinen Gebrauch mehr, da jetzt, wenn das Duodenum gut ernährt und von gesunder Serosa überzogen ist, ohne Scheu die Resektion nach *Billroth* I in der Technik *v. Haberer* mit pilzhutförmiger End-zu-End-Anastomose durchgeführt werden kann.

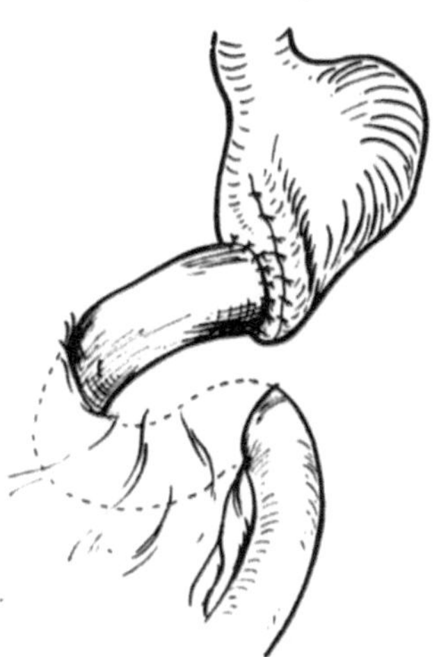

Abb. 5. Billroth I mit Gastroduodenostomia lateroterminalis oralis posterior (*Kocher*).

1911 gab *Schoemaker* für die Resektion des hochsitzenden Ulcus ventriculi eine Methode des *Billroth* I an, mit der er behauptete, fast immer den Magenrest an das Duodenum bringen und ohne Spannung vernähen zu können, auch wenn nur ein ganz kleiner Teil des Magenfundus zur Anastomose übrigbleibt. *Schoemaker* zieht den Magen nach entsprechender Mobilisierung nach unten und macht nun mit der Schere an der kleinen Kurvatur an der Cardia einen kleinen Schnitt; mit einer Knopfnaht werden die Ränder sofort vereinigt. Es folgt ein zweiter Schnitt und eine zweite Naht; über der ersten wird eine Serosanaht gelegt; dann wiederum ein Schnitt und wiederum eine Naht und so weiter bis der Magen soweit durchtrennt und vernäht ist, daß noch ungefähr 6 cm im Querschnitt übrig bleiben. Der Magen wird durchtrennt und die doppelreihige Verschlußnaht auch unten vollendet. Nach Durchtrennung des Magens legt er den distalen Magenabschnitt nach rechts, legt die Hinterwand des Duodenums frei, so daß die Naht der Hinterwand des Magenrestes an die Hinterwand des Duodenums mit Einzelknopfnähten folgen kann. Dann wird die Hinterwand des Duodenums parallel mit der Nahtlinie eröffnet. Hintere fortlaufende Schleimhautnaht der Magen-Darmwand. Anschließend wird auch die Vorderwand des Duodenums durchtrennt und die Operation mit einer vorderen Schleimhautnaht und vorderen Serosaknopfnähten beendet. *Schoemaker* hatte mit dieser Resektionsart des Billroth-I-Verfahrens ausgezeichnete Resultate. Die Operation wurde deshalb ausführlicher gebracht, weil damit gezeigt werden kann, daß *Schoemaker* bereits im Jahre 1911 diese Technik bekanntgab und daher ihm die Priorität hiefür zugesprochen werden muß, auch wenn diese Operation in ähnlicher Weise später als bogenförmige (*Finsterer* 1918), treppenförmige (*Schmieden* 1921) oder schlauchförmige (*Kirschner* 1922) Resektion, wobei entweder nach B I oder B II anastomosiert wird, öfters publiziert wurde. Für das cardianahe Geschwür gab *Finsterer* 1918 ein ähnliches Verfahren wie *Schoemaker* als bogenförmige Resektion bekannt; auch er durchtrennt den Magen schrittweise an der kleinen Kurvatur in einem Bogen um das Ulcus und führt nach zweischichtigem Verschluß der bogenförmigen Magenschnittwunde eine Magenresektion nach Billroth I oder auch nach Billroth II durch. Für die schlauchförmige Resektion stammt von *Kirschner* 1922 eine weitere technische Einzelheit: Bei der Bildung der Anastomose zwischen Magenquerschnitt und Duodenum dreht er den Magenstumpf um 90 Grad, und zwar so, daß die große Kurvatur nach vorne und die Naht der neugebildeten kleinen Kurvatur in die Mitte der hinteren Nahtlinie der Anastomose kommt. Durch diese Drehung des Magens und Verlagerung der Längsnaht wird vermieden, daß an der kleinen Kurvatur drei Nahtreihen zusammentreffen: Die Längsnaht des Magens, die vordere und hintere Naht der Anastomose. Ein derartiges Zusammentreffen von Nähten ist immer ein gefährlicher Locus minoris resistentiae. Durch die Drehung des Magens um 90^0 will *Kirschner* aber auch etwas anderes erreichen; die bei leerem Magen kaudal gerichtete große Kurvatur dreht sich bekanntlich bei Füllung des Magens mehr nach vorne. Bei stark verkleinertem Magen wird diese Lageveränderung nun erleichtert, wenn die Anastomose mit dem Darm bereits in dieser Richtung angelegt ist. Die Spätergebnisse bei der schlauchförmigen Resektion werden von *Kirschner* als sehr befriedigend bezeichnet. Die von *Kirschner* angegebene Technik wäre somit als schlauchförmige Resektion nach Billroth I mit einer Gastroduodenostomia terminoterminalis cum torsione ventriculi ad posterius (Abb. 6) zu bezeichnen.

Kurz vorher im Jahre 1921 empfahl *Schmieden* für alle Geschwüre, die sich an der kleinen Kurvatur oberhalb des Angulus befinden, eine Resektionsmethode, die als treppenförmige bekannt wurde. Bei geschrumpfter und narbig verkürzter kleiner Kurvatur nimmt er von der kleinen Kurvatur mehr fort als von der großen, wodurch es gelingt, die geschrumpfte Magenmitte wieder zu entfalten. Der neue zirkuläre Resektionsquerschnitt wird hierauf entweder nach Billroth I oder nach Billroth II anastomosiert.

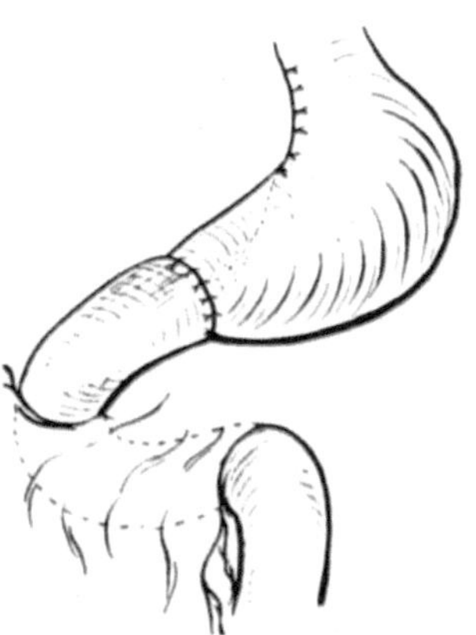

Abb. 6. Billroth I mit Gastroduodenostomia terminoterminalis cum torsione ventriculi ad posterius (schlauchförmige Resektion nach *Kirschner*).

Goepel hat nun 1923, um die Sicherheit der Verbindung des Magenrestes mit dem Duodenalquerschnitt bei der treppenförmigen Resektion zu steigern, die als „Einmanschettierung" zu bezeichnende Methode angegeben (Abb. 7). Nachteilig für dieses Verfahren ist, daß es infolge der frischen Wundflächen häufig zu einem Bluterguß kommt, der erst recht die zur Verklebung bestimmten Flächen auseinanderdrängt. Da die Haltbarkeit einer Magen-Darmverbindung in erster Linie von der Berührung breiter Serosaflächen abhängt und das häufige Auftreten eines Hämatoms oder Seroms nicht mit Sicherheit verhindert werden kann, wurde die *Goepel*sche Einmanschettierung wieder verlassen.

Eine weitere Ausführungsart des Billroth I publizierte 1927 *Horsley* (USA.). Nach Mobilisierung des Magens wird derselbe in der gewöhnlichen Weise abgetragen. Duodenum und Magenstumpf werden nun so zusammengefügt, daß der obere Winkel des Duodenums mit dem oberen Magenwinkel vereinigt wird. Der überschüssige Magenteil kommt also nicht wie beim typischen Billroth I nach oben, sondern nach unten zu liegen. Hintere und vordere Naht werden nun doppelt angelegt, die vordere in Form einer Überwendlungsnaht. Das überschüssige Stück des Magens unterhalb des unteren Nahtwinkels wird nun in der Weise versorgt, daß es durch eine den ganzen überschüssigen Magenteil und das Duodenum nahe am unteren Nahtwinkel umgreifende Tabaksbeutelnaht eingestülpt wird (Abb. 8). Diese Methode konnte sich jedoch wegen der häufigen Blindsackbildung und ihren Folgen nicht durchsetzen. Sie entspricht

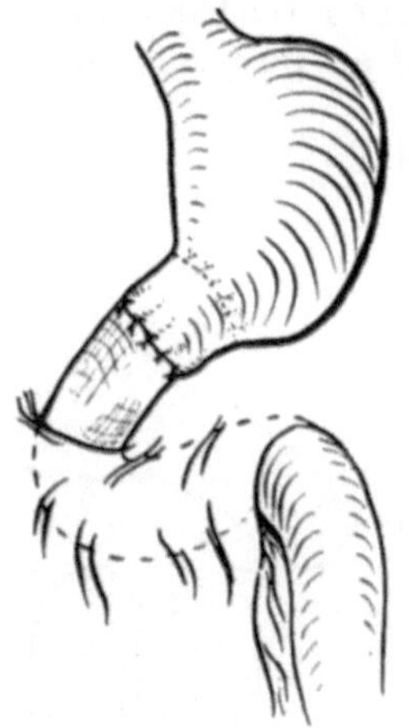

Abb. 7. Billroth I mit bogenförmiger Resektion und Einmanschettierung nach *Goepel*.

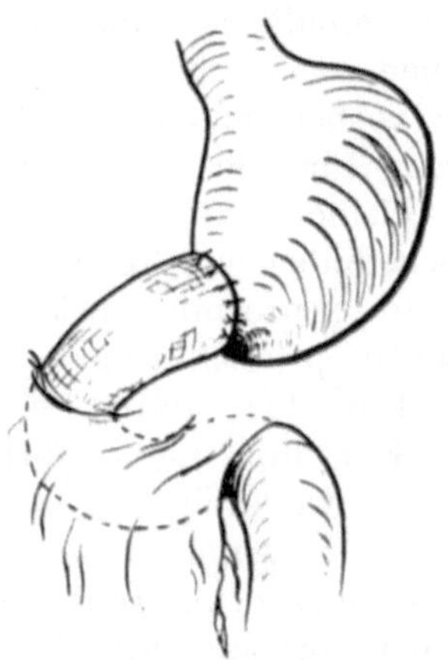

Abb. 8. Billroth I mit Gastroduodenostomia terminoterminalis oralis partialis cranialis *(Horsley)*.

der ersten Fassung des Billroth I, zu dem nur die Tabaksbeutelnaht kommt.

Von Haberer hatte bis 1920 die Resektion nach Billroth I im Originalverfahren *Billroths* durchgeführt. Um die sogenannte „Jammerecke" hiebei zu sichern, faßt er mit einer sogenannten Kappelerschen Naht die vordere und hintere Magenwand und die Serosamuskularis des Duodenums knapp oberhalb der Anastomose am oberen Duodenalrand und legt so die Magen- und Darmwand fest aneinander. Zur Verhinderung dieser dreistrahligen Naht baute *v. Haberer* die Technik der Billroth-I-Resektion später aus. Man ist mit seiner Methode imstande, nach entsprechender Mobilisierung auch nach sehr ausgedehnter Resektion eine End-zu-End-Vereinigung ohne Spannung zu erreichen. *Von Haberer* geht dabei so vor, daß er Magen- und Duodenallumen trotz ihrer verschiedenen Größe ohne jede Veränderung des Magenlumens miteinander vernäht. Raffnähte der Magensubmucosa und Mucosa, welche sich auch als gleichzeitige Umstechung der submucösen Gefäße zur Verhinderung einer Nachblutung als zweckmäßig erwiesen haben, und weites Ausspannen des Duodenum ermöglichen es, daß schließlich der Magenstumpf — wie bei einem Herrenpilz der Kopf dem Stamm — dem Duodenalstumpf aufsitzt. *Von Haberer* hat die Mehrzahl seiner Magenresektionen in dieser Weise ausgeführt. Die genaue Beschreibung der technischen Einzelheiten folgt in einem speziellen Kapitel. In der Technik *v. Haberer* handelt es sich also um eine Resektion nach Billroth I mit einer Gastroduodenostomia terminoterminalis oralis totalis (Abb. 9).

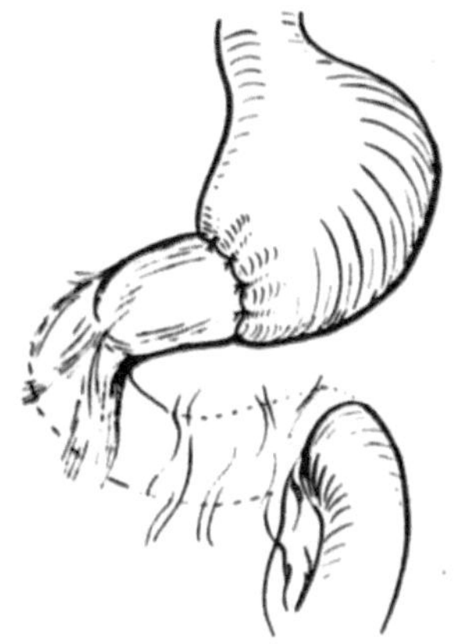

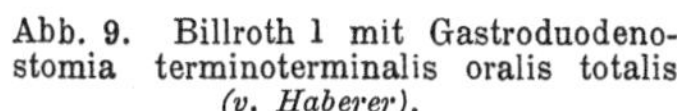

Abb. 9. Billroth I mit Gastroduodenostomia terminoterminalis oralis totalis (*v. Haberer*).

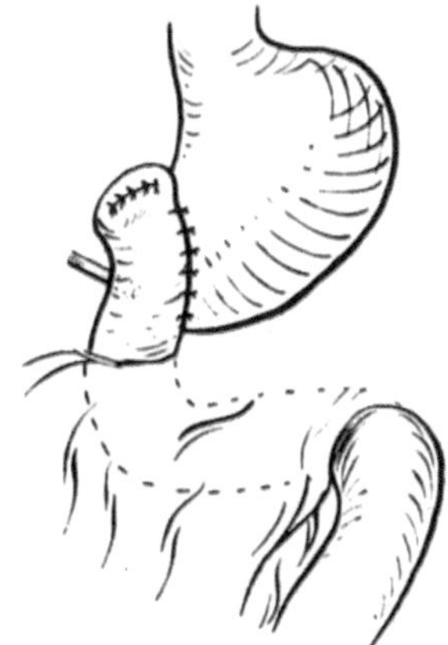

Abb. 10. Billroth I mit Gastroduodenostomia terminolateralis contrapapillaris oralis totalis aut partialis (*v. Haberer*).

Die termino-lateralen Modifikationen des Billroth I.

Die Beobachtung des Auftretens von Ulcera peptica jejuni nach Billroth-II-Resektionen, bestimmte *v. Haberer* 1922, die Resektion nach Billroth II zugunsten der Methode Billroth I immer mehr und mehr einzuschränken. Wenn es sich jedoch um Fälle handelt, bei denen eine Kombination von Ulcera an der vorderen und hinteren Duodenalwand besteht, so ist eine Resektion nach Billroth I nicht ratsam, weil man bei der Duodenalresektion in solchen Fällen bis in den Bereich des Pankreaskopfes kommt, wobei dann die hintere Duodenalwand keine oder nur eine schwer veränderte Serosa trägt, so daß die Gefahr der Nahtinsuffizienz und des Rezidivs besteht. Für diese Fälle hat nun *v. Haberer* seine Methode der termino-lateralen Anastomose zwischen Magenquerschnitt und Duodenum als Modifikation des Billroth I bekanntgegeben. Der blinde Verschluß des Duodenalpürzels wird in derselben Weise wie beim Billroth II durchgeführt. Nach beendeter Resektion wird nun das Duodenum, und zwar seine Pars descendens nach der bekannten Methode von *Kocher* mobilisiert und dann entweder der ganze Magenquerschnitt oder aber nach seiner Einengung die untere Partie desselben, End zu Seit in das Duodenum eingepflanzt. Bei dieser *v. Haberer* angegebenen Modifikation des Billroth I handelt es sich also um eine Resektion nach Billroth I mit einer Gastroduodenostomia terminolateralis contrapapillaris oralis totalis aut partialis (Abb. 10). Nach *v. Haberer* gelingt dies sogar bei subtotalen Resektionen, vorausgesetzt, daß das Duodenum genügend mobilisiert wurde. Die Scheu, an dem blind durch Naht verschlossenen Duodenum nochmals zu arbeiten, ist unbegründet, wenn das Duodenum in richtiger Weise ausgiebig mobilisiert wird. Wer die Klemme fürchtet, kann auch ohne eine am Duodenum angelegte Klemme die Anastomose ausführen, wie es auch von *v. Haberer* seit längerer Zeit angeraten wird. Als Nachteile dieser Methode führt *v. Haberer* unter Umständen Hämatombildung nach Ablösen des Duodenums und bisweilen das Auftreten von galligem Erbrechen in den ersten Tagen nach der Operation an, wohl deshalb, weil die Anastomose gerade gegenüber der Papilla vateri liegt. Fast gleichzeitig wie *v. Haberer* gab *Moynihan* ebenfalls die termino-laterale Modifikation des Billroth I bekannt, die im anglikanischen Schrifttum als *v. Haberer-Finney* bezeichnet wird. Dabei muß festgehalten werden, daß es sich bei der *Finney*schen Pyloroplastik um eine Exzisionsmethode mit nachfolgender Magen-Duodenalanastomose handelt, während die terminolaterale Gastroduodenostomie nach *v. Haberer* eine Resektionsmethode darstellt. Die Tatsache, daß trotz ausgedehnter Resektionen Ulcera peptica jejuni auftreten können, ließ *Winkelbauer* 1927 nach weiteren, noch unbekannten Faktoren suchen, die zur Entstehung eines Jejunalgeschwürs führen können. Als Erklärung hiefür wurde die Bedeutung von Drüsen, welche mit dem Chemismus der Magenresektion zu tun haben, angeführt. So fand *Spath* Pylorusdrüsen noch im Duodenum und *Angerer* ebensolche metaplastisch in der Schleimhaut des Jejunums nahe der Anastomose. Auch an die Gastritis wurde gedacht, da bei zu wenig ausgedehnter Resektion die Verwendung eines noch erkrankten Magenabschnittes zur Anastomose auf das Zustandekommen eines Ulcus pepticum jejuni einen Einfluß haben könnte. Die auffallende Seltenheit eines Auftretens von Duodenalgeschwüren unterhalb der Papille bewog *Winkelbauer,* die Resistenz des Duodenums unterhalb der Papille gegenüber dem Auftreten eines Ulcus im Tierexperiment zu prüfen. Bei sechs Hunden wurde eine große unilaterale Pylorusausschaltung des halben Magens und Anastomosierung mit dem infrapapillären Duodenum durchgeführt. Es trat bei keinem Hund ein sekundäres postoperatives Geschwür auf. Die praktische Verwertung dieser Vorstellung lag nun darin, daß nach ausgedehnter Resektion der Magenstumpf mit dem

Duodenum unterhalb der Einmündung des Choledochus anastomosiert wird. *Winkelbauer* nannte diese Modifikation Billroth I mit terminolateraler infrapapillärer Anastomose (Abb. 11). Es ist hiebei vor allem nötig, die unterhalb der Einmündungsstelle des Gallenganges gelegene Pars horizontalis caudalis des Duodenums zu mobilisieren, was gewöhnlich ohne wesentliche Schwierigkeiten gelingt, da hier Verwachsungen und Gewebsverdickungen fehlen. Das untere Duodenalknie wird nach links oben gespannt und die nun sichtbar werdenden Membranen mit ein paar Scherenschlägen durchtrennt, worauf die stumpfe Abtrennung des Duodenums von der Vena cava

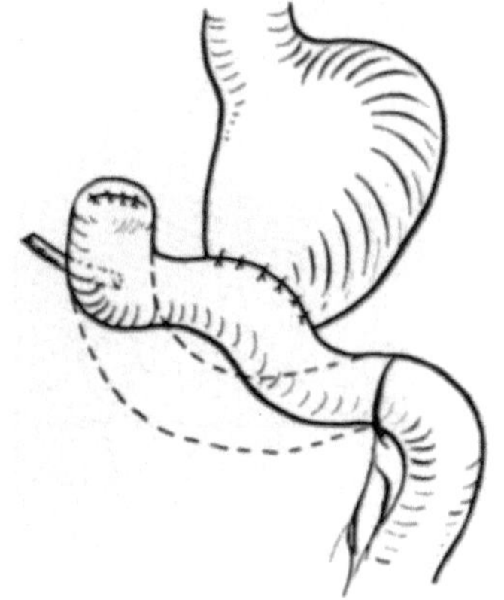

Abb. 11. Billroth I mit Gastroduodenostomia terminolateralis infrapapillaris oralis totalis aut partialis (*Winkelbauer*).

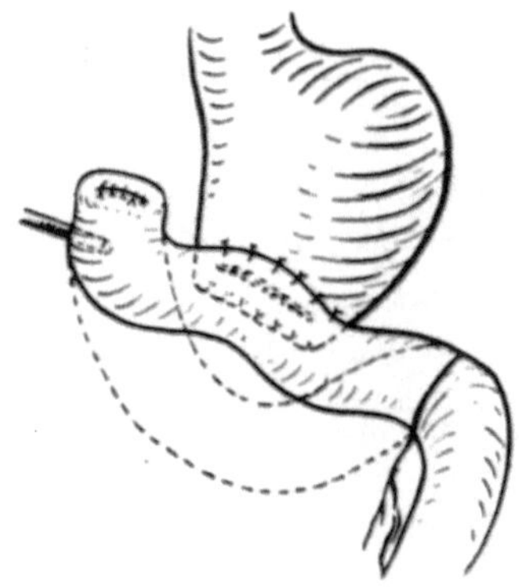

Abb. 12. Billroth I mit Gastroduodenostomia laterolateralis infrapapillaris anterior (*Leriche*).

leicht gelingt. Das Duodenalknie wird gestreckt und durch Verlagerung nach links der Öffnung des Magenrestes gegenübergestellt. Ob der ganze Magenquerschnitt oder nur zwei Drittel desselben eingepflanzt werden, scheint weniger von Bedeutung zu sein. Bei der Zweidrittel-Anastomose wird das an der kleinen Kurvatur gelegene Drittel blind verschlossen. Diese von *Winkelbauer* angegebene Modifikation des Billroth I wäre demnach als Resektion nach Billroth I mit einer Gastroduodenostomia terminolateralis infrapapillaris oralis totalis aut partialis zu bezeichnen.

1928 gab *Leriche* unter Betonung des Standpunktes der Schule *v. Eiselsbergs* in der operativen Behandlung der Geschwürskrankheit eine weitere Modifikation des Billroth-I-Verfahrens bekannt. Sie sollte vor allem jenen Fällen vorbehalten werden, bei denen wegen eines zu kurzen Mesocolons eine Resektion nach Billroth II mit retrocolischer Anastomose nicht möglich ist. Es werden hiebei nach der Resektion der Magen und das Duodenum blind verschlossen. Dann wird nach Mobilisierung des Duodenums unterhalb der Papille — sowie es auch *Winkelbauer* für seine Modifikation angegeben hat — eine Anastomose Seit zu Seit durchgeführt. Die Modifikation des Billroth I nach *Leriche* ist demnach ein Billroth I mit einer Gastroduodenostomia laterolateralis infrapapillaris anterior (Abb. 12). *Oliani* modifizierte 1929 den Billroth I dahingehend, daß er gleich wie *Leriche* nach der Resektion Magen und Duodenum blind verschließt. Dann wird eine Seit-zu-Seit-Anastomose zwischen vorderer Magenwand und dem Duodenum in Höhe der Papille — ähnlich wie *v. Haberer* seine terminolaterale Anastomose durchführt — an-

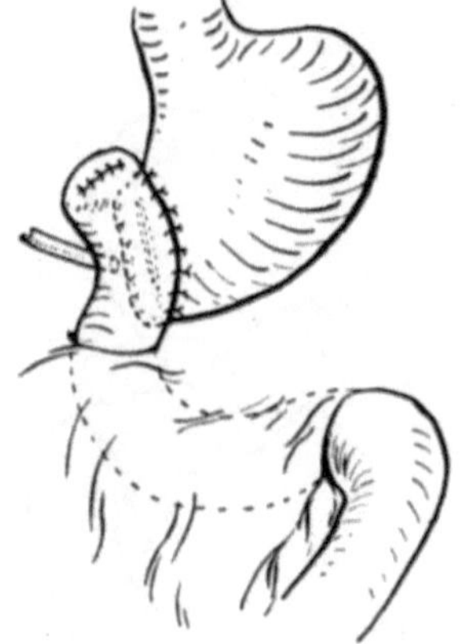

Abb. 13. Billroth I mit Gastroduodenostomia laterolateralis contrapapillaris anterior *(Oliani)*.

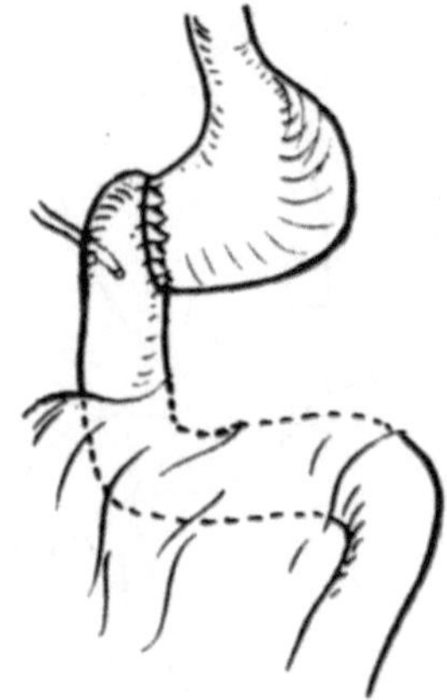

Abb. 14. Billroth I mit Gastroduodenostomia termino-terminolateralis contrapapillaris oralis totalis aut partialis *(Flechtenmacher)*.

gelegt. Bei *Oliani* handelt es sich um einen Billroth I mit einer Gastroduodenostomia laterolateralis contrapapillaris anterior (Abb. 13).

Als Ergänzung der terminolateralen Methode *v. Haberers* gab schließlich *Flechtenmacher* den Billroth I mit termino-terminolateraler Gastroduodenostomia an, bei der er bei kleinem Duodenalquerschnitt nicht nur dessen Lumen, sondern auch seine Längswand nach vorhergehender Verlängerung des Schnittes zur Vereinigung brachte (Abb. 14).

Auf dem untenstehenden Schema ist die Resektion nach Billroth I in ihren verschiedenen Ausführungsarten und mit der entsprechenden Nomenklatur übersichtlich zusammengestellt:

1. Billroth I mit Gastroduodenostomia terminoterminalis oralis partialis cranialis (bei den ersten zwei Resektionen).
2. Billroth I mit Gastroduodenostomia terminoterminalis oralis partialis caudalis (als Originalverfahren bezeichnet). (*W. J. Mayo, Judin, Finochietto*).

3. Billroth I mit Gastroduodenostomia lateroterminalis oralis posterior (*Kocher*).
4. Billroth I mit treppenförmiger Resektion (*Schoemaker, Finsterer, Schmieden*).
5. Billroth I mit Gastroduodenostomia terminoterminalis oralis totalis (*v. Haberer*).
6. Billroth I mit Gastroduodenostomia terminolateralis contrapapillaris oralis totalis aut partialis (*Moynihan*).
7. Billroth I mit Gastroduodenostomia terminolateralis contrapapillaris oralis totalis aut partialis (*v. Haberer*).
8. Billroth I mit Gastroduodenostomia terminoterminalis cum torsione ventriculi ad posterius (schlauchförmige Resektion nach *Kirschner).*
9. Billroth I mit bogenförmiger Resektion und Einmanschettierung (*Goepel*).
10. Billroth I mit Gastroduodenostomia terminoterminalis oralis partialis cranialis (*Horsley*).
11. Billroth I mit Gastroduodenostomia terminolateralis infrapapillaris oralis totalis aut partialis (*Winkelbauer*).
12. Billroth I mit Gastroduodenostomia laterolateralis infrapapillaris anterior (*Leriche*).
13. Billroth I mit Gastroduodenostomia laterolateralis contrapapillaris anterior (*Oliani*).
14. Billroth I mit Gastroduodenostomia termino-terminolateralis contrapapillaris oralis totalis aut partialis (*Flechtenmacher*).

2. Die Resektion nach Billroth II in ihren verschiedenen Ausführungsarten.

Im wesentlichen besteht die zweite Billrothsche Resektionsmethode am Magen darin, daß nach Entfernung des krankhaften Magenabschnittes das Duodenum blind verschlossen und der Magenrest mit dem Jejunum in Verbindung gebracht wird.

Es ist interessant, Näheres über die erste Operation zu erfahren, die von *Billroth* nach seiner zweiten Methode am 15. Jänner 1885 ausgeführt wurde. Die erste ausführliche Mitteilung hierüber gibt *v. Hacker:* „Es fand sich bei der Operation ein faustgroßes stenosierendes Pyloruscarcinom. Wegen des herabgekommenen Zustandes wurde von Prof. *Billroth* vorerst eine vordere Gastroenterostomie nach *Wölfler* angelegt. Da diese Operation rasch vollendet und der Patient noch im guten Allgemeinzustand war, wurde sofort an die Exstirpation des Carcinoms geschritten. Nach Durchtrennung des Duodenums, distal vom Tumor, wurde dasselbe in das Lumen eingestülpt und durch zwei Etagen Lembertscher Nähte geschlossen.

Dann folgte die Abtrennung des Tumors gegen den gesunden Magenteil — Schnitt für Schnitt — und sofortige Anlegung von Okklusionsnähten, über welche in den Zwischenräumen einzelne Lembertnähte gelegt wurden (Abb. 15). Der Zustand des Kranken nach der Operation war außer einer hartnäckigen Obstipation ausgezeichnet. Vier Monate später allerdings kam er an einem Rezidiv ad exitum."

Wenn es auch nicht gelungen war, eine Radikalheilung zu erzielen, so hatte *Billroth* durch diese Methode bewiesen, daß diese Methode ausführbar sei. Vielfach wird behauptet, es sei eine Notoperation gewesen; dies trifft nicht zu, da *Billroth* nach reichlicher Überlegung und zielbewußt seine Operation vornahm und bereits vor der Resektion eine Gastroenterostomie angelegt hatte, um die Operation rasch beenden zu können, falls es der Zustand des Patienten erfordern sollte. Die Resektion nach Billroth II verbreitete sich anfangs nur langsam. Sie wurde auch „atypische Pylorusresektion" genannt, im Gegensatz zur typischen Pylorusresektion, der Resektion nach Billroth I. Die zweite „atypische" Pylorusresektion wurde von *Heineke* in Erlangen am 1. Februar 1885 und die dritte von *Krönlein* in Zürich am 24. November 1887 vorgenommen. Bei dem Patienten handelte es sich um eine narbige Stenose des Pylorus nach Ulcus. Nach Resektion und Verschluß des Duodenums wurde das Jejunum antecolisch direkt mit dem Resektionsschnitt am Magen anisoperistaltisch, und zwar mit dem ganzen Querschnitt vereinigt. Diese Anastomosenart geht auf *v. Hacker* zurück, der dieselbe bereits 1885 in einem Vortrag auf dem 14. Deutschen Chirurgenkongreß vorschlug: „Technisch leichter wäre es bei diesen Operationen, vor der Gastroenterostomie die Magenresektion vorzunehmen. Man könnte dann gleich den unteren Teil der Magenwand zur Insertion des Jejunums benützen." Es ist also mit aller Sicherheit erwiesen, daß die Idee, die Magenmündung direkt mit dem Jejunum zu anastomosieren, von *v. Hacker* stammt. Bei dieser auf einer Idee von

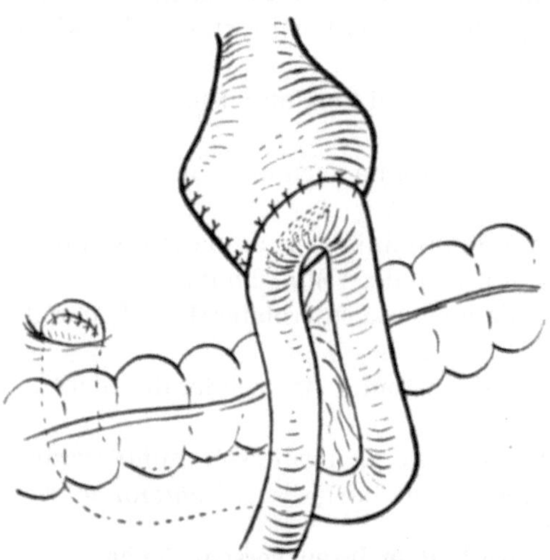

Abb. 15. Billroth II mit Gastrojejunostomia antecolica anterior isoperistaltica (Original-Billroth II 1885).

v. Hacker beruhenden und 1887 von *Krönlein* erstmals ausgeführten Operation handelte es sich in der neuen Nomenklatur demnach um eine Resektion nach Billroth II mit einer Gastrojejunostomia antecolica terminolateralis oralis totalis antiisoperistaltica (Abb. 16).

Die vierte „atypische“ Pylorusresektion wurde dann am 2. April 1888 durch *v. Eiselsberg* an der Billrothschen Klinik in Wien vorgenommen. Bei ihr wurde die untere Partie des Magenquerschnittes mit dem über das Colon transversum hinaufgeschlagenen Jejunum verbunden (Abb. 17). Es wird dabei die *v. Hacker*sche Idee durchgeführt, indem nach Anlegen von Okklusionsnähten an der kleinen

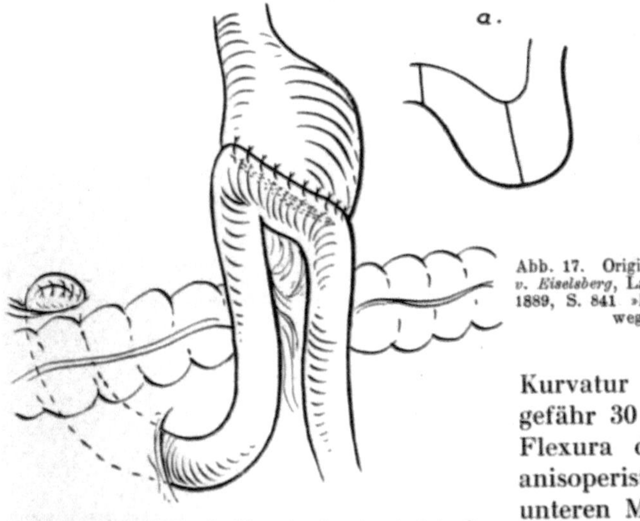

Abb. 16. Billroth II mit GJ. antecolica terminolateralis oralis totalis antiisoperistaltica (*Krönlein* 1887).

Abb. 17. Originalskizze aus der Arbeit *v. Eiselsberg*, Langenbeck Archiv Bd. 39, 1889, S. 841 »Pylorusresektion mit GE. wegen Carcinom«.

Kurvatur das Jejunum ungefähr 30 cm unterhalb der Flexura duodeno jejunalis anisoperistaltisch mit dem unteren Magenwinkel antecolisch anastomosiert wird. Es muß daher festgestellt werden, daß *v. Eiselsberg* der erste war, der diese Gastrojejunostomia antecolica terminolateralis oralis partialis caudalis antiisoperistaltica nach Resektion Billroth II ausführte (Abb. 18). Anscheinend steht diese Behauptung im Widerspruch zur allgemeinen Bezeichnung dieser Operation, die *Krönlein-Mikuliczsche* Modifikation des Billroth II genannt wird. Bei genauer Kenntnis der Literatur findet man jedoch, daß *Mikulicz* seine Technik erst am 27. Deutschen Chirurgenkongreß 1898 bekanntgab: „In letzter Zeit verschließe ich das Magenlumen nicht ganz, sondern inplantiere in den untersten Winkel direkt eine Jejunumschlinge. Diese Form der Gastrojejunostomie vereinfacht das Verfahren ohne Zweifel, es ist auch rationeller mit Rücksicht auf die Stellung und Verlaufsrichtung des Magenstumpfes. Mit Vorliebe bediene ich mich auch des Murphyknopfes, wodurch die Operation noch vereinfacht wird.“ Man muß also daran festhalten, daß das

Verfahren der direkten Anastomose zwischen Magenresektionsschnitt und Jejunum zuerst 1887 von *Krönlein* und dann 1888 *v. Eiselsberg* ausgeführt wurde und daher als *Krönlein-v. Eiselberg*sche Modifikation des Billroth II zu bezeichnen ist; die Idee hiezu aber stammte 1885 von *v. Hacker*. *Von Mikulicz* hingegen teilte seine Technik erst 1898 mit; der einzige Unterschied gegenüber der *v. Eiselsberg*schen Modifikation ist in der Richtung der Jejunumschlinge zu finden, da dieselbe bei *Mikulicz* isoperistaltisch (Abb. 19), bei *v. Eiselsberg* hingegen anisoperistaltisch angelegt ist. Weitere Fälle operierten mit der *v. Eiselsberg*schen Modifikation *Roux* (Lausanne), *Kocher* (Bern) und *Müller* (Rostock). Für die Herstellung der Gastrojejunostomia antecolica anterior nach Resektion Billroth II verwendeten andere Autoren, wie *Rawdon, Tuholske* und *Bull* Prothesen, ein Verfahren, das bald wieder verlassen wurde.

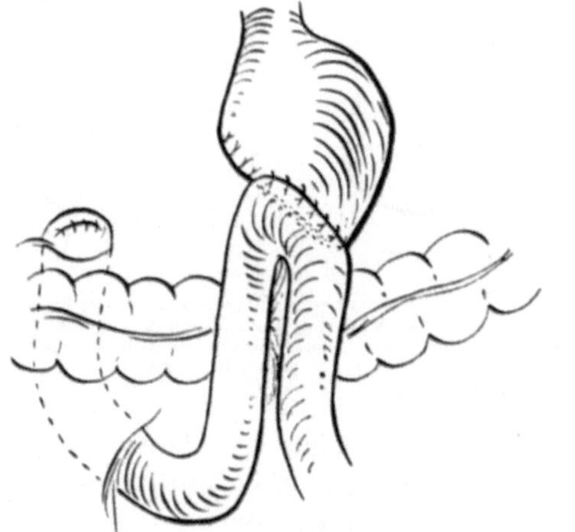

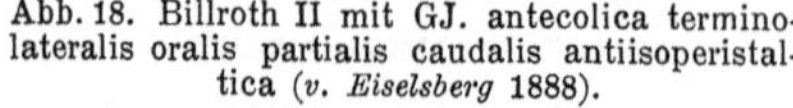

Abb. 18. Billroth II mit GJ. antecolica terminolateralis oralis partialis caudalis antiisoperistaltica (*v. Eiselsberg* 1888).

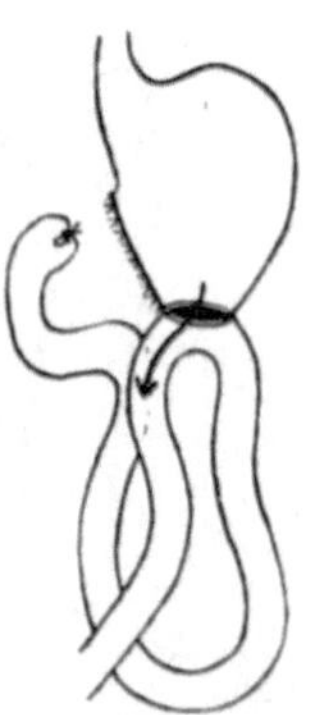

Abb. 19. »Pylorusresektion nach *Krönlein-Mikulicz*«. Originalskizze aus dem Handbuch der prakt. Chirurgie von *Bergmann*, *Bruns* u. *Mikulicz*, Bd. 3, Verlag Enke, Stuttgart.

Um 1900 nahm die Zahl der „atypischen" Pylorusresektionen immer mehr zu, da man die großen Vorteile dieser Methode damals immer mehr schätzte. Allmählich bürgerte sich die Bezeichnung I. und II. Billrothsche Resektionsmethode immer mehr ein, ohne daß eine entsprechende Vereinbarung getroffen worden wäre. Bis zum Jahre 1893 wurde das Jejunum ausschließlich antecolisch verwendet und die Anastomose mit der vorderen Magenwand hergestellt. *Roux* (Lausanne) scheint im Jahre 1893 der erste gewesen zu sein, welcher nach der Resektion den Darm durch das Mesocolon hindurchführte und an die Hinterfläche der Magenwand brachte.

Seine Anastomose wird so ausgeführt, daß die oberste Jejunumschlinge quer durchtrennt wird, der abführende Schenkel retrocolisch in den Magenstumpf, der zuführende aber in den abführenden Schenkel eingepflanzt wird (Abb. 20). Von ihm stammt auch die antecolische Y-förmige Gastrojejunostomie nach einer Billroth-II-Resektion (Abb. 21).

Der erste, welcher die Jejunumschlinge im Sinne einer Gastrojejunostomia retrocolica posterior in der gewöhnlichen Weise nach Blindverschluß des Magens seitlich mit dem Magenreste anastomosierte, war *Braun* 1894 in Göttingen (Abb. 22). Kurz darauf operierte

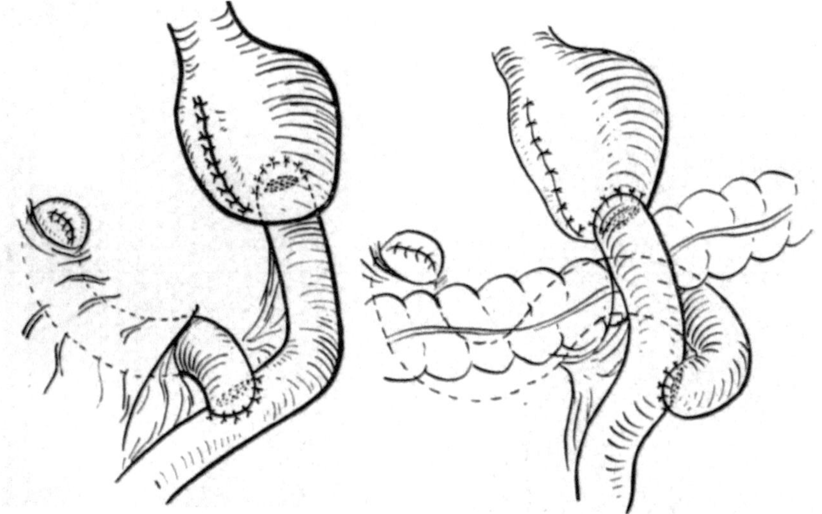

Abb. 20. Billroth II mit GJ. retrocolica posterior lateroterminalis ypsiliformis (*Roux* 1893).

Abb. 21. Billroth II mit GJ. antecolica anterior lateroterminalis ypsiliformis (*Roux*).

v. Hacker genau so. Seitdem wurde die retrocolische Anastomose weitaus häufiger als die antecolische geübt.

Die übrigen Anheftungsweisen des Jejunums am Magen kamen nur vereinzelt vor. Die erste Gastrojejunostomia retrocolica anterior nach einer Magenresektion nahm 1898 *Dubourg* in Bordeaux (Abb. 23) und die erste Gastrojejunostomia antecolica posterior *v. Eiselsberg* 1899 in Wien vor (Abb. 24).

Weitere kleine technische Verbesserungen seien bei dieser Anastomosenart nun außer acht gelassen. Die Zukunft gehörte der Anastomose, bei welcher das Jejunum direkt in die Schnittwunde des Magens eingefügt wurde. *Doyen* (Paris), *v. Mikulicz* (Breslau) und *Tietze* (Breslau) operierten bereits vor 1900 so.

1904 führte *Rydygier* erstmals nach der Resektion eine Anastomose End zu End zwischen Jejunum und der durch Okklusionsnähte verkleinerten Magenschnittwunde in Form einer Gastrojejuno-

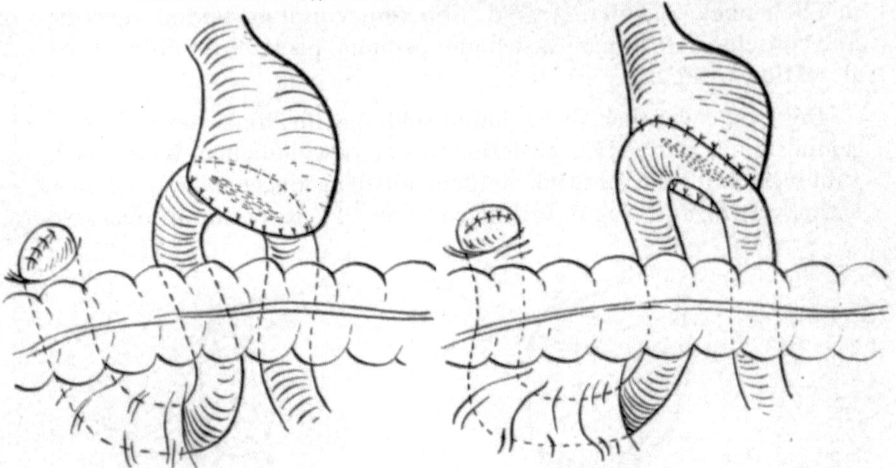

Abb. 22. Billroth II mit GJ. retrocolica posterior (*Braun* 1894).

Abb. 23. Billroth II mit GJ. retrocolica anterior antiisoperistaltica (*Dubourg* 1898).

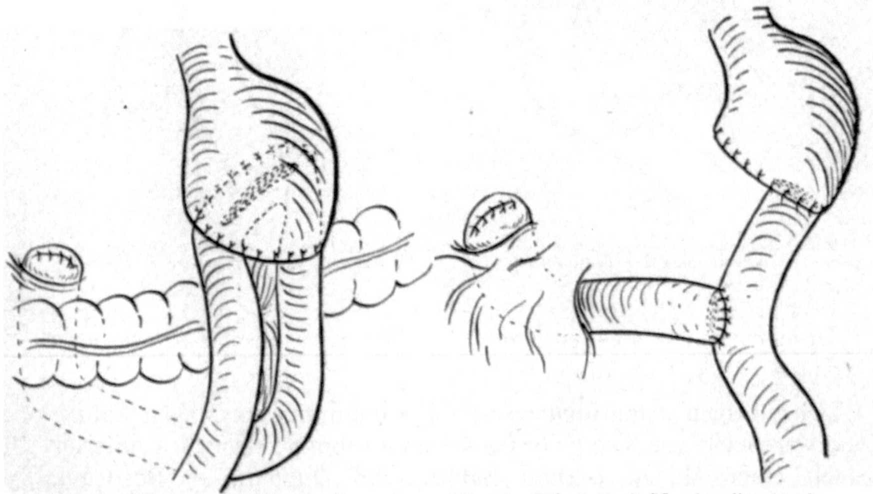

Abb. 24. Billroth II mit GJ. antecolica posterior isoperistaltica (*v. Eiselsberg* 1899).

Abb. 25. Billroth II mit GJ. retrocolica terminoterminalis ypsiliformis (*Moszkowicz* 1908).

stomia ypsiliformis terminoterminalis durch. In ähnlicher Weise ging 1908 *Moszkowicz* in Wien vor. Auch er durchtrennt nach Resektion des Magens das Jejunum quer und fügt das zuführende Darmstück in das abführende ypsilonförmig ein. Das abführende wird retrocolisch mit dem unteren Teil der Magenwunde terminoterminal anastomosiert (Abb. 25). Dieser Vorschlag scheint am Menschen niemals ausgeführt worden zu sein.

Um einen günstigen Mechanismus für die Entleerung herzustellen und die Sturzentleerung zu verhindern, schlug *Mayo* vor, die Gastrojejunostomie an der kleinen Kurvatur des Magens anzulegen, und zwar antecolisch, eine Modifikation, die in Europa kaum Nachahmung fand, da die Gefahr einer Erweiterung dieses Blindsackes mit allen seinen Folgen als zu groß angesehen wurde (Abb. 26). 1906 machte *Graser* folgende technische Mitteilung: „Bei der Verwendung der II. Billrothschen Methode ist die Ausführung der

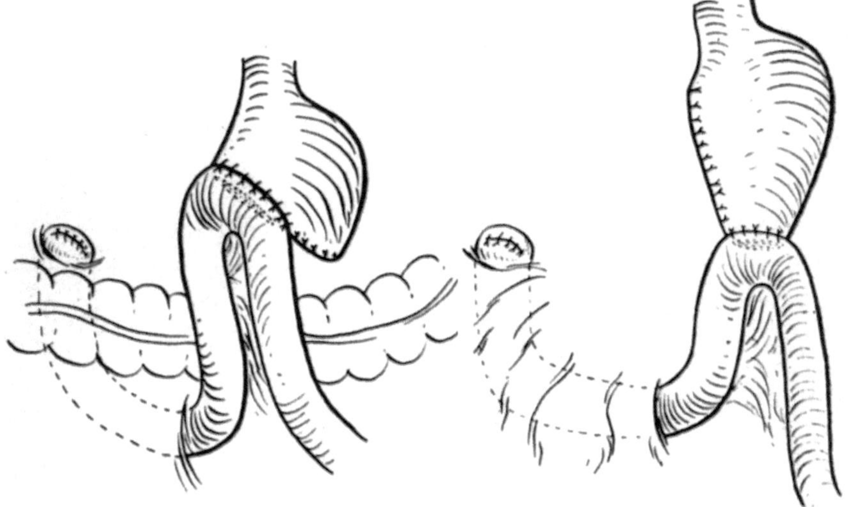

Abb. 26. Billroth II mit GJ. antecolica terminolateralis oralis partialis cranialis (*Mayo*).

Abb. 27. Billroth II mit GJ. retrocolica termino lateralis oralis partialis caudalis antiisoperistaltica (*Graser* 1906).

Gastrojejunostomie nach Resektion nicht selten recht schwierig. Aus dem Magen ist ja nach Ausführung der Verschlußnaht oft ein ziemlich enger darmähnlicher Schlauch geworden. Ich habe mir ein paarmal damit geholfen, daß ich nicht den Darm in den Magen, sondern den darmähnlichen Magen in das Jejunum eingepflanzt habe, indem ich die freigelassene Öffnung des Magens mit einer Zange durch den Schlitz des Mesocolons herunterholte und ohne besondere Schwierigkeit unterhalb des Mesocolons auf die Konvexität der ersten Jejunumschlinge aufnähte. Der Verlauf war ein ganz ungestörter.“ (Abb. 27.) Seine Mitteilung ist insofern von Bedeutung, als hier zum ersten Male eine Gastrojejunostomia retrocolica terminolateralis mit direkter Anastomose mit dem Magen hergestellt wurde.

Durch die mittlerweile häufig angewandte *Braun*sche Enteroanastomose wurde von verschiedenen Autoren in größerer Zahl die antecolische Gastrojejunostomie nach Resektion wieder ausgeführt. Sie wird in jenen Fällen erforderlich, in denen das Mesocolon weitgehend narbig geschrumpft ist oder wenn infolge allgemeiner Adipositas keine Gefäßarkade erkennbar ist oder wenn das Mesocolon überhaupt infolge vorhergegangener Laparotomien adhärent und das Colon transversum immobil ist; schließlich wurde sie früher in jenen seltenen Fällen ausgeführt, bei denen der Schwächezustand des Patienten die einzeitige Resektion nicht erlaubte. Es wurde dann

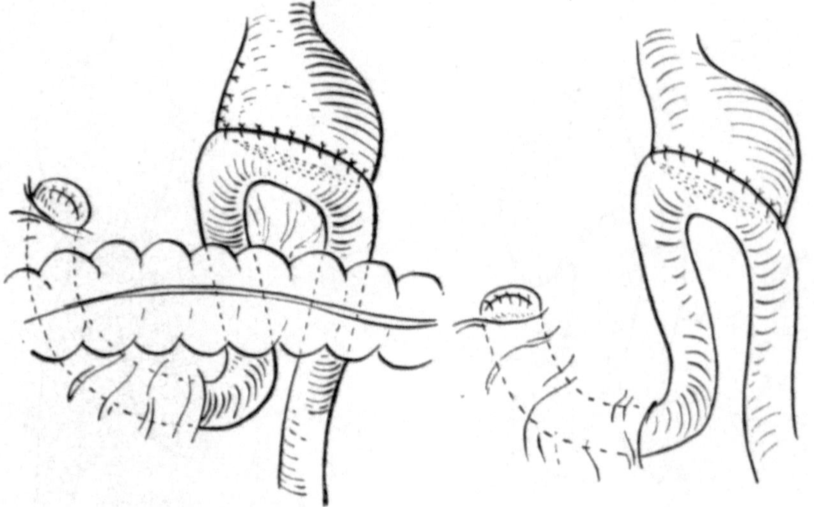

Abb. 28. Billroth II mit GJ. retrocolica terminolateralis oralis totalis (Resektion in 2 Teilen nach *Delagenière*).

Abb. 29. Billroth II mit GJ. retrocolica terminolateralis oralis totalis (*Reichel-Polya* 1908).

die Resektion bewußt in zwei Akte zerlegt, in die Ausschaltung mit vorderer Gastrojejunostomie in erster Sitzung und in die nachgeschickte Resektion von Antrum und Pylorus in zweiter Sitzung, eine Operationsmethode, die heute ihren Wert völlig verloren hat, da wir mit den heute zur Verfügung stehenden Mitteln in der Lage sind, wenn ein Eingriff am Magen erforderlich ist, ihn auch in einer Sitzung zu beenden.

1908 gab *Delagénière* (Le Mans) ein Verfahren bekannt, bei dem er den Magen in zwei Teilen resezierte; es wurde zuerst nach Anlegen einer Klemme vom Eintritt des Ösophagus bis gegen die Mitte der großen Kurvatur distal davon das Antrum reseziert, mehrere Okklusionsnähte an der Cardia angelegt und dann senkrecht darauf nach Abnahme der ersten Klemme eine zweite angelegt. Distal davon wird nun ein großer Teil des Fundus reseziert und anschließend eine retrocolische Gastrojejunostomie angelegt. Da dabei sämtliche arteriellen Magenäste der A. gastr. sin. durchtrennt werden und es daher an dieser Ecke häufig zu Ernährungsstörungen mit nachfolgender Wandnekrose kam, ging *Delagénière* später selbst von diesem Verfahren ab und durchtrennte den Magen mit einem schräg nach links ziehenden Schnitt (Abb. 28).

1908 pflanzte *Reichel* den ganzen Magenquerschnitt retrocolisch in das Jejunum ein: „Es handelte sich bei dieser Operation um ein Ulcus callosum. Nach Vernähen des Duodenalstumpfes in drei Etagen wird die Resektion ausgeführt; anschließend Durchtrennung des in die Höhe gehaltenen Mesocolon transversum an möglichst gefäßloser Stelle unter strengster Schonung aller größeren Gefäße und Durchziehen der obersten Jejunumschlinge. Nun wird ungefähr 8 cm unterhalb der Flexura duodeno jejunalis das Jejunum an den Magen angelegt, und zwar so, daß der zuführende Schenkel an die kleine Kurvatur und der abführende Schenkel an die große Kurvatur zu liegen kommt; danach Anlegen einer typischen Anastomose in drei Schichten. Dann wird der Magen samt dem Jejunum wieder durch den Schlitz im Mesocolon nach unten gezogen, so daß die ganze Nahtlinie unterhalb des Mesocolon zu liegen kommt. Die Ränder des Schlitzes werden nun durch Knopfnähte ringsum am Magen angenäht, um so ein Zurückziehen des Magenstumpfes nach oben oder ein späteres Durchschlüpfen und Einklemmen einer Dünndarmschlinge durch diesen Schlitz unmöglich zu machen." (Abb. 29.) Andere Autoren erwähnt *Reichel* nicht. Er war der Meinung, eine neue Methode gefunden zu haben. Drei Jahre später erschien eine Mitteilung von *Polya* (Budapest), in der er dasselbe Verfahren wie *Reichel* angibt, mit dem einen Unterschied, daß er den bereits skelettierten und am Duodenum durchtrennten Magenteil erst nach dem Anlegen der hinteren Serosanähte zwischen Magen und Jejunum reseziert, so daß diese Methode unter dem Namen *Reichel-Polya* in die Literatur eingegangen ist. Sie ist wohl eine der heute am häufigsten ausgeführten Abarten des Billroth II.

Von Bergmann (Riga) weist 1909 auf die Wichtigkeit hin, „bei der retrocolischen Anastomose des Magens mit dem Jejunum, den zuführenden Darmschenkel durch breitfassende Nähte leicht zu verengen, wodurch der Zustrom von Galle und Pankreassaft mehr und mehr tangential an der Magenöffnung vorüberführt, deren Lumen direkt in den abführenden Schenkel sieht. In Fällen, wo von der kleinen Kurvatur sehr viel fortgenommen werden muß, würde es sich empfehlen, durch Serosanähte den Stumpf der kleinen Kurvatur zu verlängern und dadurch das Magenlumen zu verkleinern". Auch *v. Bergmann* erwähnt keine früheren Autoren und glaubt eine neue Methode gefunden zu haben. 1909 empfiehlt *Sasse* (Frankfurt/Main) den oberen Teil des Magenstumpfes durch Naht zu schließen und die unten bleibende Öffnung mit der obersten Jejunumschlinge zu anastomosieren. Die Magenresektion nimmt nun einen immer größeren Aufschwung und es mehren sich darüber die Publikationen.

Wilms (Heidelberg) berichtet 1911, „daß er die Jejunumschlinge nicht in ganzer Ausdehnung anastomosiert, sondern das Magenlumen an der kleinen und großen Kurvatur — an der kleinen Kurvatur mehr — durch zweireihige Nähte verschließt und dann den

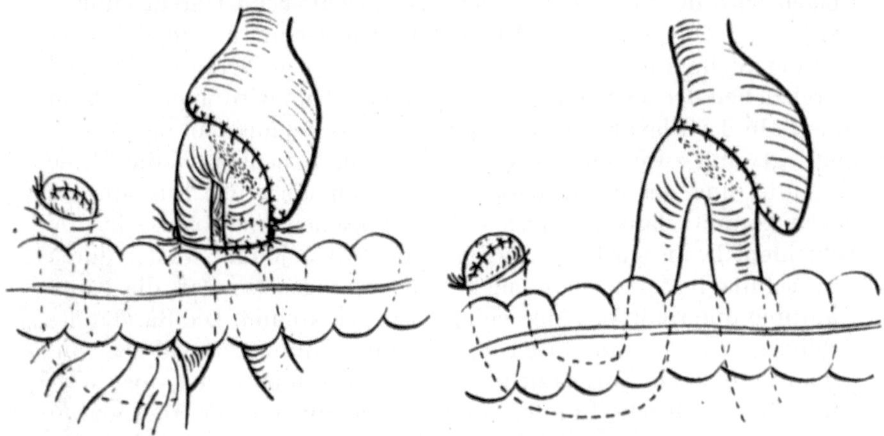

Abb. 30. Billroth II mit GJ. retrocolica terminolateralis oralis partialis media antiisoperistaltica (*Wilms*).

Abb. 31. Billroth II mit GJ. retrocolica terminolateralis oralis partialis cranialis (*Goetze*).

Darm mit der restierenden Öffnung vereinigt. *Wilms* sieht in seiner Modifikation einen großen Vorteil, da der Abfluß aus dem Magen ein sehr günstiger sei, ohne daß Galle in den Magen übertreten muß, ehe sie durch den abführenden Schenkel wieder aus dem Magen abfließt. Bemerkenswert ist, daß *Wilms* die Fixation des Mesocolonschlitzes nicht am Magen, sondern nur am abführenden Schenkel vornimmt, damit er durch die Peristaltik nicht weiteren Dünndarm durch den Mesocolonschlitz hindurchzieht und sich dadurch ein Ileus entwickeln könnte. Am zuführenden Schenkel ist eine Fixation unnötig, weil ein Hereinschlüpfen dieses Schenkels unmöglich ist. Andere Chirurgen haben gewiß bei schwierigen Verhältnissen am Mesocolon sich in vereinzelten Fällen ähnlicher Modifikationen bedient.“ (Abb. 30.)

Kurze Zeit darauf weist *Kunika* in einer ergänzenden Arbeit darauf hin, daß *Wilms* in späteren Fällen nur mehr die untere

Partie des Magenmundes zur Anastomose mit dem Jejunum verwendete. Der Darm kann dabei sowohl isoperistaltisch, als auch anisoperistaltisch gelagert werden, je nachdem die abführende Schlinge nach rechts oder nach links zu liegen kommt. In jedem Falle bleibt aber die Anastomose oberhalb des Mesocolon und wird nur der abführende Darmschenkel am Mesocolonschlitz befestigt.

Ähnlich wie *Mayo* den oberen Magenquerschnittanteil mit vorderer Anastomose verwendet, legt *Goetze* zur Erzielung günstiger Entleerungsbedingungen die Resektionslinie am oralen Schnittrand zuerst senkrecht und in der Mitte des Magens schief nach links, vernäht dann den unteren Teil des Magenquerschnittes und stellt die Anastomose im Sinne eines Billroth II mit Gastrojejunostomia termino-lateralis retrocolica oralis partialis cranialis her (Abb. 31).

1908 findet sich bei *Stumpf* eine ausführlichere Beschreibung der Resektionsmethode *Hofmeisters:* „Nach Versorgung des Duodenalstumpfes durch eine Tabaksbeutelnaht und darübergelegte zweireihige fortlaufende Zwirnnaht wird nach ausgiebiger Resektion des Magens durch einen Schlitz im Mesocolon die oberste Jejunumschlinge heraufgeholt und mit dem unteren Teil des Magenstumpfes anastomosiert, während der obere Teil durch Zwirnmatratzennaht, fortlaufende Zwirnnaht und darübergelegte Catgutnähte verschlossen wird. Die letztere geht noch über die Magendarmvereinigung und sichert so den gefährlichen Punkt des Zusammentreffens der verschiedenen Nähte. In einzelnen Fällen wurde auch der ganze Magenquerschnitt direkt mit dem Jejunum seitlich vereinigt; wenn jedoch von der kleinen Kurvatur sehr viel entfernt werden mußte, ist *Hofmeister* gegen die Anastomose mit dem ganzen Querschnitt, da es durch eine starke Verziehung des Jejunums zu einer spornartigen Abknickung der der weiten Magenöffnung gegenüberliegenden Darmwand kommen kann. Der Mesocolonschlitz wird mit Catgutknopfnähten am Magen befestigt.“ Diese Operation führte *Hofmeister* im Jahre 1905 zum ersten Male aus.

Im Jahre 1911 erschien eine Arbeit von *Burk,* in der neuerlich eine sehr genaue Beschreibung der Resektionsmethode von *Hofmeister* gegeben wird. Auch hier wird nach Verschluß des oberen Drittels der Magenschnittfläche die Anastomose retrocolisch mit kürzester Schlinge im unteren Teil des Resektionsschnittes angelegt. „Ist der Magenquerschnitt schmäler als drei Querfinger, so wird auf den blinden Verschluß des oberen Teiles verzichtet. In den übrigen Fällen werden die Endfäden der äußeren Nahtreihen mit den langgelassenen Endfäden der blinden Verschlußnaht verknüpft. Die vordere äußere Naht wird noch über den blindgeschlossenen Magenteil als Einstülpungsnaht hinaufgeführt, wobei der zuführende Darmschenkel noch mitgefaßt wird und so mit einigen Stichen über das blindgeschlossene Magenstück mit hinauf fixiert wird. Nach Durchziehen der Anastomose durch den Mesocolonschlitz wird die Fixation desselben am Magen rings um die Anastomose durchgeführt. So steht nach Einstülpung der Naht der Magen annähernd senkrecht auf der obersten Dünndarmschlinge. Der tiefste Punkt der Anastomose befindet sich an der großen Kurvatur. Nur in Ausnahmefällen, wenn das Colon emporgezogen und geschrumpft ist, geschieht eine Vereinigung vor dem Colon mit langer Schlinge unter Hinzufügung einer Braunschen Enteroanastomose."

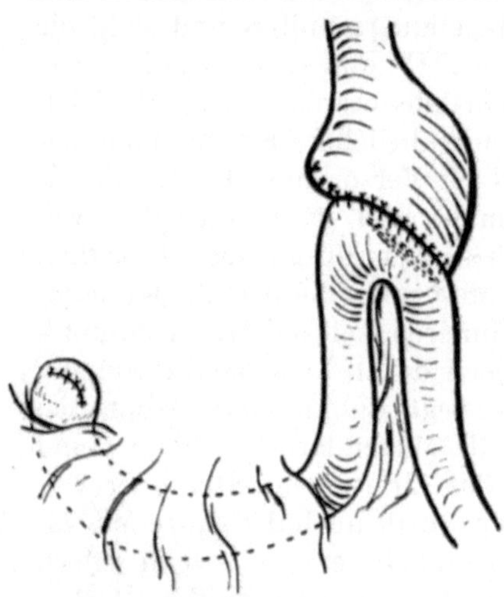

Abb. 32. Billroth II mit GJ. retrocolica terminolateralis oralis partialis caudalis antiisoperistaltica (*Hofmeister-Finsterer*).

Hofmeister konnte durch Röntgenkontrollaufnahmen nachweisen, daß sich — wahrscheinlich durch Kontraktion der Ringmuskelschichte des Dünndarms — an der Anastomosenstelle ein Verschlußmechanismus ausbildet, der den Mageninhalt eine gewisse Zeit zurückhält. 1912 empfahl *Röpke* wieder die Ausführungsart *Reichels,* weil man am Magen nur eine durchgehende Nahtreihe zu machen habe. Vielfach wurde zwar behauptet, daß die funktionelle Ausnützung des Magenrestes bei einer derart weiten Magendarmverbindung nicht genügend sei; dies entspreche nach *Röpke* nicht den Tatsachen, da die Anastomose sich im Laufe der Zeit verengere und außerdem später eine pylorusartige Arbeit der Anastomose einsetzt.

Von *Hofmeister* wurde auch die Verwendung von Catgut für die inneren Nähte am Magendarmkanal sehr befürwortet, da Fadenreste von Seide bzw. Zwirn oft monatelang an Ort und Stelle liegen bleiben und kleine Ulcerationen der Schleimhaut bedingen, welche sehr wohl entzündliche Reizungen in der Umgebung der Nahtlinie hervorrufen können. Eine ähnliche Ausführungsart wie *Hofmeister* gab *Finsterer* 1913 bekannt, so daß diese Modifikation unter dem Namen *Hofmeister-Finsterer* bekannt wurde (Abb. 32).

Diese Methode *Finsterers* deckt sich im wesentlichen mit dem Verfahren von *Hofmeister,* nur ist die Reihenfolge der einzelnen Akte etwas verschieden. *Finsterer* machte auf dasselbe neuerlich aufmerksam und empfahl sie zur Nachahmung.

Während bis dahin nur gewöhnliche Magenklemmen für die Anlegung der Anastomose verwendet wurden, wie solche von *Doyen, Payr* und *Brunner,* wurden nun speziell für diesen Zweck konstruierte Doppelklemmen hergestellt, so die *Lane*sche Doppelklemme und die von *v. Haberer* angegebene dreiteilige Magenklemme.

In Amerika wurde die neue Resektionsmethode von den Gebrüdern *Mayo* übernommen; es wurde die Methode nach *Reichel-Polya* mit wenigen technischen Änderungen durchgeführt; so wird die innere Schicht mit Chromcatgut durch alle drei Schichten genäht. Der sehr große Durchmesser der Magenstumpfmündung kann leicht dadurch verringert werden, daß man mit jedem Stich von der Magenwand mehr nimmt als von der Darmwand. So werden beim fortschreitenden Nähen die beiden Lumina gleich groß. In einer ausführlichen Arbeit nimmt *v. Haberer* 1915 zu den verschiedenen Modifikationen Stellung und bemerkt: „daß die Vorschläge der Autoren alle auf die Modifikation der II. Billrothschen Methode durch *Krönlein* und *v. Mikulicz* beruhen. Sie stellen geringfügige Abweichungen von derselben bzw. solche vor, die sich naturgemäß durch die stets fortschreitende Verbesserung der Technik überhaupt für jeden Chirurgen von selbst ergeben. Gleich mir haben gewiß viele Chirurgen alle hier mitgeteilten Vorschläge gelegentlich oder den einen oder anderen derselben prinzipiell zur Anwendung gebracht, ohne daraus eine eigene Methode konstruieren zu wollen, sonst gäbe es eben noch mehr einschlägige Publikationen. Die einzelnen Mitteilungen sind ja zumeist dadurch zustande gekommen, daß der betreffende Autor in Unkenntnis der bereits existierenden Vorschläge der Meinung war, wirklich eine neue Methode ersonnen zu haben". *Von Haberer* ist besonders bestrebt, womöglich den ganzen Magenquerschnitt zur Anastomose zu benutzen; das geht auch bei großer Öffnung sehr gut und die Operation wird vereinfacht durch das Fortfallen der Verschlußnaht. Später gab *v. Haberer* seine submucösen Umstechungsnähte an, welche nicht nur eine Nachblutung verhindern, sondern auch zu einer wertvollen Raffung und damit Verengerung des Magenquerschnittes führen, die besonders die End-zu-End-Vereinigung von Magen und Duodenum zum Billroth I ermöglicht.

1932 veröffentlichte *Demel* die genauen technischen Einzelheiten der an der Klinik *v. Eiselsberg* durchgeführten Magenresektionen nach Billroth I und II. Sie decken sich im allgemeinen mit der üblichen Technik; lediglich bei Anlegung der Anastomose sind geringgradige Unterschiede festzustellen; so wird auch bei der Resektion wegen Ulcus dreischichtig genäht, und zwar die innerste Schicht mit fortlaufender umschlungener Catgutnaht, dann nach vorhergehender Inzision der Seromuskularis bis auf die Submucosa diese mit fortlaufender umschlungener Seidennaht und schließlich die äußerste Nahtreihe mit Seideneinzelknopfnähten nach *Lembert*. Damit nicht alle drei Nahtreihen an den gleichen Stellen anfangen, worunter die Ecken der Anastomose gemeint sind, beginnt der Anfang der Schleimhautnaht zwecks Vermeidung eines schwachen Punktes der Anastomosenähte in der Mitte der hinteren Zirkumferenz der Anastomoseöffnung. Der Catgutfaden wird an dieser Stelle eingebunden und in Richtung gegen die große Kurvatur werden die hinteren Schleimhautränder zusammengenäht. An der Ecke der Anastomose angelangt, wird die Ecknaht angelegt, und zwar am Magen durch Ausstechen des Fadens von innen nach außen und am Jejunum durch Einführen des Fadens von außen nach innen. Dadurch erreicht der Faden die vorderen Schleimhautränder des Magens und des Jejunums und näht diese zusammen mit einer fortlaufenden umschlungenen Naht bis ungefähr zur Mitte der vorderen Zirkumferenz der Anastomose, wo das Ende des Fadens nach Anlegen eines Knotens liegen bleibt. Mit einem zweiten Catgutfaden, der an das Ende des ersten Catgutfadens in der Mitte der hinteren Zirkumferenz der Anastomose angeschlungen wird, werden jetzt in ähnlicher Weise wie früher die hinteren Schleimhautränder in Richtung kleine Kurvatur genäht und die innere Nahtreihe in analoger Weise beendet. In den Winkel zwischen Magen und Jejunum wird an der kleinen Kurvatur ein Pürzel des kleinen Netzes hineingelegt und durch einige Nähte an diese beiden Organe befestigt. Zur Vermeidung von Nachblutungen nach Magenoperàtionen und zur besseren Einhaltung der Asepsis trug schließlich auch die Verwendung des elektrischen Messers bei; besonders *Starlinger* weist auf die günstige Wirkung der Koagulation hin. *Kunz* tritt dafür ein, bei Magenresektionen keine Klemmen zu verwenden, da es häufig aus der Jejunalschleimhaut stark blutet; diese blutenden Gefäße werden mit feinem Catgut unterbunden. Seither wurde keine Nachblutung und kein Erbrechen von blutigen Massen mehr beobachtet. *Enderlen* und *Zuckschwerdt* treten heute besonders für die antecolische Anastomose ein; sie pflanzen entweder in die ganze oder die verkleinerte Magenresektionswunde die oberste antecolisch zugeführte Jejunumschlinge ein und fügen eine Braunsche Anastomose hinzu (Abb. 29); sie stehen auf dem Standpunkt, daß dadurch das Duodenum wirksam entlastet wird und manche Duodenalfistel erspart bleibt. Auch soll ein postoperatives Erbrechen und Aufstoßen dabei viel seltener vorkommen. In den letzten fünfzehn Jahren ist *v. Haberer,* wenn die Resektion nach B II beendet werden mußte, dazu übergegangen, bei der antecolischen Anastomose keine Braunsche

Anastomose auszuführen. Er hat mit dieser Technik kein Ulcus pepticum jejuni erlebt.

Wenn wir nun die eigenartige Entwicklungsgeschichte der II. Billrothschen Resektionsmethode mit ihrem Ausbau vieler technischer Einzelheiten überblicken, so können wir feststellen, daß die Zahl der Chirurgen, die an ihrem Ausbau gearbeitet haben, außerordentlich groß ist. Modifikationen wurden ersonnen, wieder vergessen und neu entdeckt. Die in der Literatur erschienenen Doppelnamen geben ein beredtes Beispiel dafür. Es ist daher wohl die Forderung nach einer kurzen, einfachen und allgemein verständlichen Bezeichnung für diese Operationsmethde, wie sie *Narath* bereits gestellt hat, berechtigt. Ausdrücklich muß dabei nach *Narath* festgehalten werden, daß alle Eingriffe der genannten Autoren nichts anderes sind als Unterarten und Varianten der II. Billrothschen Resektionsmethode. Das vollkommen Neue des Billrothschen Gedankens besteht in der Verbindung des Magenrestes mit dem Jejunum. Alle Operationsverfahren, welche dieses Merkmal enthalten, gehören zur II. Billrothschen Methode und sind als solche zu bezeichnen. Wenn man schon einen zweiten Namen zur Bezeichnung der Unterarten zufügen will, so kommen eigentlich nur zwei in Betracht, nämlich *v. Hacker* und *Krönlein*. *Von Hacker* hat zuerst die Idee gehabt, das untere Ende der Magenmündung mit dem Jejunum in Verbindung zu bringen, was dann später *v. Eiselsberg* ausführte. *Krönlein* hat als erster die ganze Mündung des Magenrestes mit dem Jejunum anastomosiert. Die genannten zwei Unterarten der II. Billrothschen Operation haben sich natürlich weiter entwickelt und es soll den späteren Autoren durchaus nicht der ihnen gebührende Anteil an der Verbesserung genommen werden. Es ist aber nach *Narath* durchaus zu bekämpfen, wenn immer neue Namen oder sogar Ketten von Namen für eine Operation auftauchen, die eigentlich in ihrem Grundwesen schon längst bekannt ist. Bereits *Narath* fordert daher, die Autornamen mit Ausnahme von Billroth II vollständig fallen zu lassen und eine Bezeichnung zu wählen, die auf den ersten Blick ohne jeden Zweifel erkennen läßt, welche Operationsart gemeint ist. So soll im untenstehenden Schema versucht werden, die einzelnen Varianten der II. Billrothschen Resektion auf einen gemeinsamen Nenner zu bringen, indem nach der Resektion nach Billroth II die Art der Gastrojejunostomie — denn nur sie wurde immer wieder abgeändert — genau dargestellt wird. Die Autoren der einzelnen Abarten werden in Klammer hinzugefügt.

1. Billroth II mit Gastrojejunostomia antecolica anterior isoperistaltica (Original-Billroth II, 1885).

2. Billroth II mit GJ. antecolica terminolateralis oralis totalis antiisoperistaltica (*Krönlein*, 1887).
3. Billroth II mit GJ. antecolica terminolateralis oralis partialis caudalis antiisoperstaltica (*v. Eiselsberg*, 1888).
4. Billroth II mit GJ. antecolica terminolateralis oralis partialis caudalis isoperistaltica (*v. Mikulicz*, 1898).
5. Billroth II mit GJ. retrocolica posterior lateroterminalis ypsiliformis (*Raux*, 1893).
6. Billroth II mit GJ. antecolica anterior lateroterminalis ypsiliformis (*Roux*).
7. Billroth II mit GJ. retrocolica posterior (*Braun*, 1894).
8. Billroth II mit GJ. retrocolica anterior antiisoperistaltica (*Dubourg*, 1898).
9. Billroth II mit GJ. antecolica posterior isoperistaltica (*v. Eiselsberg*, 1899).
10. Billroth II mit GJ. antecolica terminolateralis et Duodenojejunostomia terminolateralis (*Trojani*, 1900, wurde am Menschen nicht ausgeführt).
11. Billroth II mit GJ. retrocolica terminoterminalis ypsiliformis (*Moszkowicz*, 1908).
12. Billroth II mit GJ. antecolica terminolateralis oralis partialis cranialis (*Mayo*).
13. Billroth II mit GJ. retrocolica terminolateralis oralis partialis caudalis antiisoperistaltica (*Graser*, 1906).
14. Billroth II mit GJ. antecolica terminolateralis oralis totalis et Enteroanastomosis secundum Braun (wird besonders von *Enderlen* und *Zuckschwerdt* befürwortet).
15. Billroth II mit GJ. retrocolica terminolateralis oralis totalis (Resektion in zwei Teilen nach *Delagénière*).
16. Billroth II mit GJ. retrocolica terminolateralis oralis totalis (*Reichel-Polya*, 1908).
17. Billroth II mit GJ. retrocolica terminolateralis oralis partialis media antiisoperistaltica (*Wilms*).
18. Billroth II mit GJ. retrocolica terminolateralis oralis partialis cranialis (*Goetze*).
19. Billroth II mit GJ. retrocolica terminolateralis oralis partialis caudalis antiisoperistaltica (*Hofmeister-Finsterer*).
20. Billroth II mit GJ. antecolica terminolateralis oralis totalis mit Kappelerschen Nähten ohne Braunsche Anastomose (von *v. Haberer* in letzter Zeit sehr befürwortet).
21. Billroth II mit treppenförmiger Resektion (*Finsterer, Schmieden*).
22. Billroth II mit treppenförmiger Resektion und Drehung des Magens nach hinten (*Kirschner*).

3. Quere oder segmentale Magenresektion.

Die quere Magenresektion wurde von *Riedel* 1904 für das Geschwür der kleinen Kurvatur des Magens gefordert und auch von *Payr* empfohlen. Auch beim Sanduhrmagen fand sie Anwendung. Bei dieser Form der Resektion wird meist im Bereich der Magenmitte oder kardial davon der ulcustragende Magenabschnitt durch Unterbindung der Gefäße an der großen und kleinen Kurvatur skelettiert, zwischen Klemmen reseziert und die Anastomose zwischen dem kardialen und pylorisch gelegenen Magenquerschnitt in zwei- oder dreischichtiger Naht hergestellt (Abb. 33 und 34).

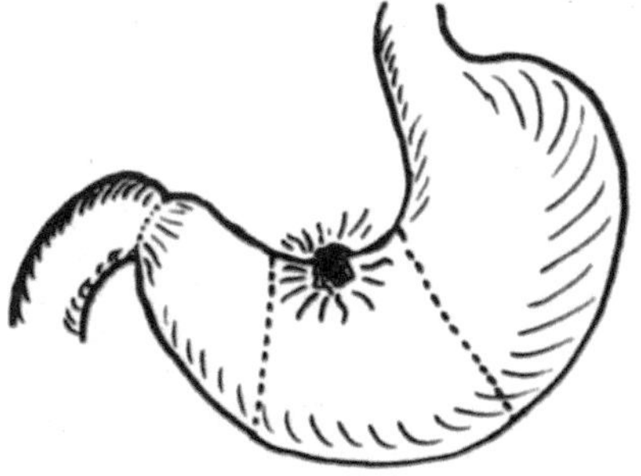

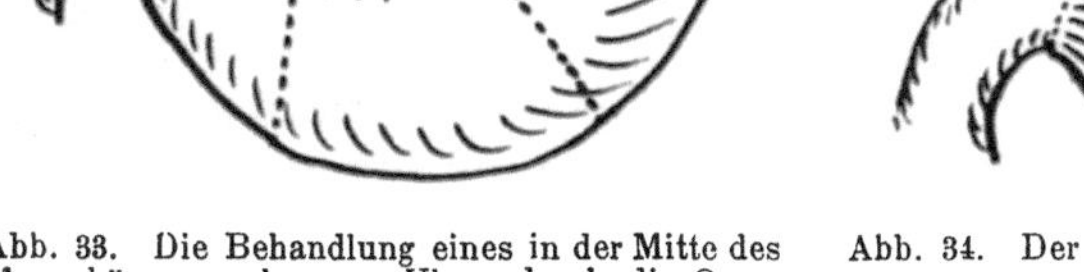

Abb. 33. Die Behandlung eines in der Mitte des Magenkörpers gelegenen Ulcus durch die Querresektion nach *Riedel-Payr*.

Abb. 34. Der Restmagen nach Querresektion (*Riedel*).

Von Haberer hat bereits 1915 darauf hingewiesen, daß die Ergebnisse dieser Methode, wenn man die Fernergebnisse berücksichtigt, weit hinter den radikalen Methoden zurückstehen. Das nichtradikale Verfahren vermag die sekretorischen Verhältnisse nicht zu verbessern, im Gegenteil, es bleibt die Hyperacidität bestehen, diese läßt die Beschwerden fortdauern und führt zum Rezidiv. *Denk, v. Haberer, Ranzi, Enderlen* und *v. Redtwitz* haben solche Redizivulcera beobachtet. Die Methode wurde daher wegen der unbefriedigenden Ergebnisse in motorisch und sekretorischer Hinsicht verlassen und von *v. Haberer* bereits 1919 aufgegeben. Von ihrer Anwendung ist abzuraten.

B. Die palliativen Operationsmethoden in der chirurgischen Behandlung des Magen- und Zwölffingerdarmgeschwüres.

Es gab und gibt immer wieder Geschwüre am Magen oder Zwölffingerdarm, die infolge schlechten Allgemeinzustandes bei einer gleichzeitigen Penetration des Geschwürs in Nachbarorgane oder bei Geschwüren, die sich hoch an der Cardia oder tief im Duodenum befinden, die Ulcusresektion zur Lebensgefahr machen würden. Die Indikation in jedem Einzelfalle zur Durchführung oder Ablehnung der Resektion hängt vielfach von der Einstellung und Erfahrung des einzelnen Chirurgen ab.

Die Erzwingung einer Resektion bei vorhandenen schwierigen Verhältnissen wird stets den Patienten in größere Gefahr bringen. *Kirschner* schreibt bei Vorliegen schwieriger Verhältnisse zur erzwungenen Resektion: „Niemand aber wird leugnen können und wollen, daß derartige Bravourleistungen mit einer großen Gefahr belastet sind und eher dem unbewußten Mut des Kranken, als der bewußten Kühnheit des Operateurs Ehre machen. Der gewissenhafte und vorsichtige Operateur wird im Interesse seiner Kranken auf dieser Bahn frühzeitig Halt machen, sofern er einen ungefährlicheren Weg wirksamer Hilfe sieht."

Von den verschiedenen Autoren wurden daher sogenannte Palliativoperationen vorgeschlagen, die teils als Vorbereitung für den radikalen Eingriff, teils als kausale Therapie vorgenommen wurden.

1. Die Jejunostomie.

Die Ausführung der Jejunostomie allein zwecks vollständiger Verhinderung der Berührung des erkrankten Magendarmabschnittes mit peroral aufgenommener Nahrung und dadurch angestrebter weitgehender Ruhigstellung des nicht resezierbaren Ulcus hat heute praktisch keine Anhänger mehr. Sie entspricht eigentlich mehr der konservativen Therapie wie sie vor allem von *Henning* und *Morawitz* mit der sogenannten Jejunalsondenernährung vertreten wurde. Die Jejunostomie hat mit dem Ausbau der chirurgischen Technik ihre Bedeutung als selbständige Operation eingebüßt. *Von Haberer* bezeichnet die Jejunostomie als eine Notoperation, die es vielleicht gelegentlich ermöglichen kann, einen inoperablen Fall in einen operablen überzuführen. Doch auch für diese Vorbereitung stehen heute andere Möglichkeiten der parenteralen Vorbereitung und Versorgung des Kranken zur Verfügung, so daß die Jejunostomie in der ihr zugedachten Rolle nur selten mehr notwendig ist. *Von Haberer* erwähnt die Möglichkeit der Anwendung, wenn der Operateur nach Übernähung eines perforierten Ulcus duodeni eine Stenose befürchtet, da eine G. E. gerade hier erfahrungsgemäß in etwa 50% mit Ulcus pepticum jejuni belastet ist.

2. Die Gastroenterostomie.

Die Gastrojejunostomie wurde 1881 zum ersten Male von *Wölfler* auf Veranlassung *Nicoladonis* ausgeführt. Sie war als Umgehung einer Pylorusstenose erdacht. Die guten Erfolge, die sich bei den narbigen Stenosen erzielen ließen, glaubte man im Laufe der Zeit auch bei noch frischen Geschwüren und bei jedem Geschwürsitz, ganz gleich ob pylorusnah oder -fern, erwarten zu müssen. Je mehr man sich von der ursprünglich strengen Indikation entfernte, desto zahlreicher wurden die Versager. So konnte *Clairmont* feststellen, daß die G. E. zwar gute Fernresultate bei der narbigen Pylorusstenose und beim callösen Pylorusulcus zeigt, daß aber die Ergebnisse beim Ulcus der kleinen Kurvatur schlecht sind. Denn in zirka der Hälfte dieser Fälle dauerten die Beschwerden an. Die G. E. verhindert nicht das Fortbestehen des Ulcus oder das Auftreten von Komplikationen (Blutung, Perforation, maligne Degeneration). Mittlerweile wurde die Technik der Resektion immer mehr ausgebaut, so daß die anfänglich viel höhere Mortalität der Resektion nun nicht mehr wesentlich höher als bei der G. E. lag, die Endresultate der Resektion aber viel besser waren, als die der G. E. Die G. E. wurde teils retrocolisch *(v. Hacker)*, teils antecolisch *(Wölfler)* und diese teils mit, teils ohne *Braun*sche Anastomose angelegt. Als besondere Arten sind die ypsilonförmige G. E. nach *Roux* und die sogenannte innere Apotheke nach *Schmilinski* zu erwähnen. Die Ansicht der einzelnen Autoren, daß bei der einen oder anderen Ausführungsart das Ulcus pepticum jejuni häufiger auftrete, war verschieden. Besonders die G. E. retrocolica posterior (*v. Hacker*) wurde mit Vorliebe ausgeführt und von *Krönlein* 1906 als besonders geeignet bezeichnet. In weiterer Folge zeigte sich, daß gerade die zu Unrecht ausgeführte G. E. (bei Ptose, Gastritis usw.) ganz besonders Ulcera peptica jejuni im Gefolge hat. Das gilt auch für die der Übernähung des frei in die Bauchhöhle perforierten Geschwürs hinzugefügte G. E. *Von Haberer* hat noch 1934 darauf hingewiesen, daß die unrichtige Anzeigestellung zur G. E. noch immer aufrecht erhalten wird, anstatt, wenn tatsächlich eine Stenose befürchtet wird, eine Jejunostomie hinzuzufügen. Vielfach kam es nach Anlegung einer G. E. später zu einer Neuentwicklung von Geschwüren. Das Ulcus pepticum jejuni trat besonders dann auf, wenn sie zu Unrecht angelegt war.

Die G. E., wenn sie mit weiter Öffnung angelegt wird, führt zu einer raschen und glatten Entleerung und schaltet den krampfhaft zusammengezogenen Pförtner aus. Ein Teil des Mageninhaltes passiert zwar meist noch den Pylorus, doch tritt an Stelle der anfänglichen Sturzentleerung durch die Anastomose eine rhythmische Entleerung, so daß der Entleerungsvorgang durch die Anastomose allmählich den normalen Verhältnissen sehr ähnlich wird. Dazu kommt, daß der alkalische Saft des Duodenums durch die retrocolische und antecolische Anastomose ohne Braunsche Enteroanastomose in den Magen zurückfließen muß und den hyperaciden Magensaft abstumpfen kann; *Enderlen* und *v. Redwitz* haben allerdings nachgewiesen, daß die Galle ähnlich den Alkalien zwar vorübergehend die Säure im Magen abstumpft, dann aber eine langdauernde Spät- und Leersekretion erzeugt, die wiederum schädlich ist. Die G. E. leidet gegenüber der Resektion vor allem an dem Mangel, daß sie die säureabsondernde Schleimhautfläche nicht verkleinert und das Antrum als Erregungsstelle der Fundussekretion nicht entfernt. Sie wird somit den Forderungen, die nach unserer heutigen Auffassung an eine die Geschwürsbildung heilende und verhütende Operation zu stellen sind, nicht gerecht. Nach *v. Haberer* werden 20 bis 40% der Fälle nach G. E. nicht beschwerdefrei und nach der sehr gründlichen Untersuchung *Clairmonts* über die Fernresultate der G. E. ergab sich, daß die G. E. beim pylorusnahen Geschwür 75%, beim pylorusfernen nur 50% Dauerheilungen zeitigt. Nach *Hesse* treten Geschwürsrezidive nach der G. E. etwa bei 50% auf. Dem Satze *Clairmonts* ist leider beizupflichten: „Je länger der Zeitraum nach der Operation, um so ungünstiger das Ergebnis."

Ein Drittel aller Fälle heilen also durch die G. E. nicht aus, callöse Geschwüre heilen nur ausnahmsweise aus und auch nicht callöse penetrierende Geschwüre bleiben nicht so selten unbeeinflußt.

Maier aus der Klinik *v. Haberer* hat besonders auf folgende Nachteile der G. E. gegenüber der Resektion hingewiesen:

1. Die G. E. schützt nicht vor dem Durchbruch eines Geschwürs in die freie Bauchhöhle.

2. Die G. E. schützt nicht vor der malignen Degeneration eines zur Zeit der Operation gutartigen Geschwüres.

3. Die G. E. schützt nicht vor Blutungen aus dem Geschwür. Diese können unmittelbar nach der Operation infolge von Druck und Zug am Geschwür während der Operation auftreten oder sie entstehen erst später im weiteren Krankheitsverlauf. Sie können tödlich sein.

4. Die G. E. schützt nicht davor, daß ein zur Zeit der Operation frisches Geschwür callös werden kann.

5. Die Hyperacidität beim Geschwür wird keineswegs regelmäßig durch die G. E. herabgesetzt, sie steigt manchmal sogar an. In solchen Fällen wird keine Beschwerdefreiheit erzielt und die Bereitschaft zum Auftreten von neuen Geschwüren oder von Rückfällen wird nicht beseitigt.

6. Weiters schafft die G. E. die Disposition zu einer Reihe postoperativer Störungen, unter denen das Ulcus pepticum jejuni die gefürchtetste und gefährlichste ist, besonders dann, wenn es zur Ausbildung einer Fistula gastro-jejuno-colica kommt; das Ulcus pepticum jejuni nach G. E. tritt zwischen 2 bis 25% auf. *Zukschwerdt* und *Eck* weisen darauf hin, daß die G. E. nach Geschwürsdurchbruch am häufigsten von einem Ulcus pepticum jejuni gefolgt sei (51,3%).

Aus dieser Übersicht ergibt sich, daß die G. E. keine ideale Behandlungsart des Magengeschwürs darstellt. Sie ist zwar an sich ein ziemlich ungefährliches Verfahren (früher etwa 5% Sterblichkeit), die Erfolge sind aber keineswegs befriedigend. Dazu kommt, daß die G. E. vor einer Reihe von Komplikationen nicht schützt und eine Anzahl von ernsten Komplikationen heraufbeschwört. Die G. E. wird daher heute nur mehr auf bestimmte Indikationen hin angewendet.

Delore sagt: „Die G. E. lebt von den Gegenindikationen gegen die Resektion.“ Besonders dringend muß davor gewarnt werden, eine G. E. als Verlegenheitsoperation bei negativem Befund am Magen anzulegen, da in dieser Weise operierte Patienten nach dem Eingriff stärkere Beschwerden haben, als vorher. Die von *Přibram* geschilderte „G. E. als Krankheit“ betrifft vorwiegend diese Kranken, die gewöhnlich nicht eher zur Ruhe kommen, als bis ihre Magendarmfistel wieder beseitigt ist. Wir selbst hatten in letzter Zeit Gelegenheit, eine Patientin an der Klinik liegen zu haben, bei der vor mehreren Jahren auswärts eine hintere G. E. wegen Magenbeschwerden angelegt worden war; die Patientin wurde auswärts noch zweimal laparotomiert, wobei beide Male Adhäsionen gelöst wurden. Die Beschwerden besserten sich keineswegs. Eine Röntgendurchleuchtung des Magens ergab hier außer der G. E. keinen krankhaften Befund, so daß in einer vierten Operation die Magenresektion unter Mitnahme der G. E. vorgenommen wurde. Seit dieser Zeit ist die Patientin beschwerdefrei und hat bereits mit mehreren Briefen ihre große Dankbarkeit zum Ausdruck gebracht. Demgegenüber muß erwähnt werden, daß sich die G. E. in Amerika und England, ganz besonders bei der Behandlung des Ulcus duodeni viel größerer Beliebtheit erfreut als in Europa. Nach *Finney* bringt sie bei 8,1% Sterblichkeit 84,1% Erfolge. Dieser Unterschied soll in einer Verschiedenheit der Geschwüre liegen, da eine Begleitgastritis in Amerika zur Seltenheit gehören soll. In letzter Zeit wurde die G. E. häufig und vor allem in Amerika mit der Vagusresektion kombiniert.

Wenn man bei der Geschwürsbehandlung die Resektion des Geschwüres vorzieht, so bleiben für die G. E. nur mehr wenige Fälle übrig. Für uns ist eine Indikation für die G. E. eigentlich nur mehr bei gutartigen hochgradigen Pylorusstenosen alter Patienten gegeben, denen eine Resektion wegen des schlechten Allgemeinzustandes nicht mehr zugemutet werden kann. Erfahrungsgemäß lassen sich bei den mit Verengerung des Pylorus abgeheilten Geschwürsnarben auch mit der G. E. gute Erfolge erzielen. Hier handelt es sich jedoch nicht um die Behandlung eines geschwürigen Krankheitsprozesses, sondern um die Behandlung einer organischen stationären Pylorusverengung.

Nach unserer heutigen Auffassung hat die G. E. nur mehr als eine Notoperation Berechtigung, eine Anschauung, die auch der *v. Haberers* entspricht.

3. Die Pylorusausschaltung mit und ohne Kontinuitätsresektion.

Die Gastroenterostomie bildet für den Mageninhalt keinen Zwang, den neugeschaffenen Weg zu gehen, sondern eröffnet ihm nur diese Möglichkeit. Der Mageninhalt kann auch weiterhin den Pylorus und das Duodenum benutzen. Wenn der Krankheitsprozeß am Pylorus die Passage desselben nicht oder nur wenig verengt, kann der alte Weg mit einer derartigen Hartnäckigkeit aufrecht erhalten werden, daß unter Umständen die gesamte Magenentleerung weiter durch den Pylorus vor sich geht und daß sogar die G. E. im Laufe der Zeit wieder zuwächst. Zur Erweiterung der G. E. und besseren Ruhigstellung und Ausschaltung für am Pförtner oder in seiner Nachbarschaft gelegene Geschwüre, ist von *Doyen* und *v. Eiselsberg* die *unilaterale Pylorusausschaltung* der G. E. hinzugefügt worden. Die Beobachtung, daß nach der G. E. zwar die Stenosensymptome beseitigt werden, aber besonders nach Mahlzeiten auftretende lanzinierende Schmerzen fortbestehen, veranlaßte *v. Eiselsberg* die G. E. mit einer Ausschaltung des erkrankten Pylorus zu kombinieren. Die Kombination von G. E. mit Pylorusausschaltung gestaltet sich demnach so, daß bei inoperablen Pylorusstrikturen nebst der G. E. noch der Magen hinter derselben durchtrennt wird und diese zwei Schnittflächen in sich selbst blind vernäht werden. Der krankhafte Prozeß ist dadurch vor einer direkten Berührung mit dem Mageninhalt bewahrt, ohne daß der Galleabfluß dadurch beeinträchtigt wird.

Da das Verfahren aber einen nicht ganz unerheblichen Eingriff darstellt, wurden verschiedenste Vorschläge zu seiner Vereinfachung gemacht. Am einfachsten ist die von *Kelling* angegebene Umschnürung des Antrums dicht vor dem Pylorus mit einem kräftigen Seidenfaden, der mit einigen Lembertnähten übernäht und versenkt wird. Meist schneidet der Faden aber in die Magenlichtung durch, so daß der Pylorus nach einiger Zeit wieder durchgängig wird. *Wilms* schlug vor, mit einem Fascienstreifen aus der Fascia lata den Magen dicht vor dem Pylorus zu umschnüren. *Polya* wiederum benutzte hiezu das Ligamentum teres hepatis, welches hinter dem Antrum durchgezogen und vor demselben unter Spannung gekreuzt, vernäht und durch Lembertnähte versenkt wurde. Ferner kann das Antrum knapp vor dem Pylorus mittels mehrerer Nähte gerafft werden. Es reichte jedoch keine der Ersatzmethoden an Sicherheit und Dauerhaftigkeit des Erfolges an die *v. Eiselsberg*sche Pylorusausschaltung heran.

1918 mußte *v. Haberer* die Feststellung machen, daß die unilaterale Pylorusausschaltung ganz besonders häufig mit Ulcus pepticum jejuni belastet sei. *Von Haberer* nahm an, daß der ausgeschaltete Pylorus noch immer für die Fortdauer der Säureproduktion verantwortlich sei, die nicht genügend durch Galle und Pankreassaft neutralisiert wird, während bei der G. E. die durch den Magen fließenden alkalischen Sekrete auch den Pylorus erreichen. *Richter* war der Meinung, daß der Mißerfolg der Pylorusausschaltung auf dem weiteren Anhalten spastischer Zustände des ausgeschalteten Pylorus beruhen sollte. Durchschnittlich betrug die Zahl der postoperativen Ulcera peptica jejuni nach unilateraler Pylorusausschaltung 20%. *Von Haberer* gibt 17% an; an der Klinik *Enderlen* betrug sie sogar 100 %. Keine andere Operation am Magen war mit einem so hohen Prozentsatz von postoperativen Jejunalgeschwüren belastet, als die unilaterale Pylorusausschaltung. Wie bei allen palliativen Operationsverfahren, zeigte sich auch dabei, daß die Pylorusausschaltung die Ausheilung des Ulcus weder gewährleisten, noch vor der Ulcuskrankheit schützen kann. Dieses Verfahren wurde daher nicht nur von seinem Erfinder, *v. Eiselsberg,* sondern ganz besonders von *v. Haberer* und später allgemein völlig aufgegeben, ja es muß heute auf Grund unserer Kenntnisse vor seiner Anwendung gewarnt werden. Eine praktische Bedeutung kommt diesem Verfahren daher heute nicht mehr zu.

4. Die Resektion zur Ausschaltung nach Finsterer beim nichtresezierbaren Ulcus duodeni.

Historisch gesehen, handelt es sich bei der von *Finsterer* 1918 beschriebenen Resektion zur Ausschaltung um eine durch Resektion des Magens erweiterte Pylorusausschaltung. Denn sie besteht in der Ausschaltung eines meist im Duodenum gelegenen, dem Operateur als inoperabel erscheinenden Ulcus; die Ausschaltung erfolgt entweder diesseits oder jenseits des Pylorus, wobei, wenn der Pylorus nicht mitreseziert werden kann, ein entsprechend großer Antrumrest für den sicheren Verschluß zurückbleiben muß. Die Hinzufügung einer Einhalb- oder Zweidrittel-Magenresektion dient der Bekämpfung der Säureproduktion, durch möglichste Einschränkung der zweiten chemischen Phase der Salzsäuresekretion. In der Originalmitteilung *Finsterers* heißt es: „Liegt das Ulcus in der Pars horizontalis superior, dann ist die Resektion des Duodenums möglich und wurde von mir auch immer ausgeführt. Liegt das Ulcus weit nach außen und reicht es bis in die Nähe der Papille, dann ist allerdings wegen der Schwierigkeit der Versorgung des Duodenalstumpfes von der Exstirpation besser abzusehen und zur Ausschaltung desselben der Anfangsteil des Duodenums mit Pylorus und halbem Magen zu entfernen, wobei die Versorgung des Duodenalstumpfes oralwärts vom Ulcus ohne Schwierigkeiten vor sich geht. Ist das Ulcus aber derartig groß, daß es vom Pylorus bis zur Papille reicht, dann muß die Durchtrennung im Magen selbst knapp neben dem Pylorus vorgenommen werden, der kleine Magenstumpf wird nach möglichster Exzision der Schleimhaut blind verschlossen. Die Magendarmvereinigung geschieht in allen Fällen nach der Methode End zu Seit... Die Ausdehnung der Resektion auf den halben Magen bedeutet kaum eine Vergrößerung der Operation, da nur die Entfernung des erkrankten Duodenums, nicht aber die Exstirpation des frei beweglichen Magenteiles auf Schwierigkeiten stößt. Da aber die Operation gegenüber der einfachen Pylorusausschaltung nach *v. Eiselsberg* nicht komplizierter ist, die geringe Verlängerung der Operationsdauer bei prinzipieller Verwendung der Lokalanästhesie bei den Magenoperationen keine Bedeutung mehr hat, möchte ich empfehlen, bei der Behandlung des Ulcus duodeni, sowohl bei der Resektion des Duodenums als auch bei der Ausschaltung des Ulcus stets einen großen Teil des Magens (bis zwei Drittel) zu entfernen, um auf diese Weise den Patienten, wenn möglich, dauernd vor den Gefahren des Ulcusrezidivs und des Ulcus pepticum jejuni zu bewahren." (Abb. 35.) Da die Verhinderung eines Ulcus pepticum jejuni oder eines Ulcusrezidivs als Gradmesser für die Beurteilung eines operativen Verfahrens beim Ulcus angegeben werden kann, die Resektion zur Ausschaltung mit einem von verschiedenen Autoren verschieden hoch beobachteten Prozentsatz von Ulcus pepticum jejuni gefolgt war (*Finsterer* 11,3%, *Denk* 3% bei Belassung des Pylorus), hat die Resektion zur Ausschaltung eine verschiedene Beurteilung erfahren. Das damit entstandene Schrifttum ist außerordentlich groß, so daß nur die wichtigsten Punkte dieser über Jahrzehnte gehenden Auseinandersetzung zwischen Gegner und Anhängern der Resektion zur Ausschaltung, die wir heute epikritisch übersehen können, hervorgehoben werden können.

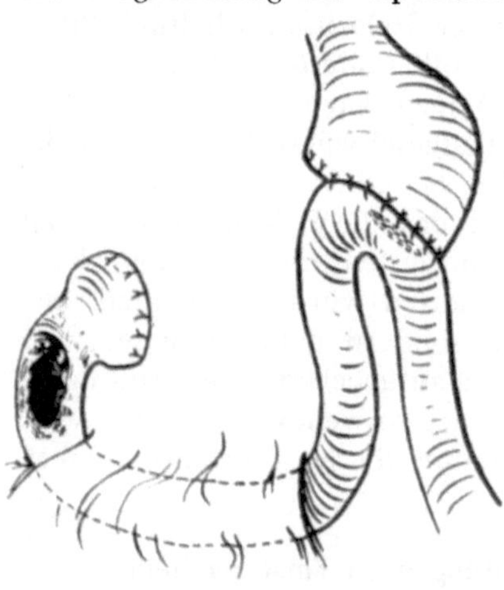

Abb. 35. Die Resektion zur Ausschaltung nach *Finsterer* beim nichtresezierbaren Ulcus duodeni unter Belassnng eines Antrumpürzels nach vorhergehender Schleimhautexcision.

Flörcken hob 1932 die verschiedenen Typen der Resektion zur Ausschaltung hervor, die zu unterscheiden sind: 1. Das Duodenum wird in Ulcushöhe durchtrennt, ein großer Teil des Geschwüres bleibt zurück. 2. Das ganze Ulcus bleibt zurück, der Pylorus wird mitreseziert. 3. Der Pylorus wird in die Ulcuszone so einbezogen, daß präpylorisch durchtrennt werden muß. Als Resektion zur Ausschaltung im engeren Sinn ist eigentlich nur die letzte Form anzusehen, wenn ein Antrumrest zurückbleibt. Die Zahl der Anhänger der Methode ist groß; außer *Denk* und *Flörcken,* traten vor allem *Demel, Doberauer, Drüner, Enderlen, Gütig, Horstmann, Kalk, Kirschner, Reichel, Wilmanns* und *Winkelbauer* dafür ein. *Kirschner* ist der Ansicht, daß mit dem Vorurteil aufgeräumt werden muß, daß das Zurücklassen des Pylorus bei der Ausschaltungsresektion die Gefahr des Ulcus pepticum jejuni steigere. Nach ihm ist die Resektion zur Ausschaltung mit Zurücklassung des Pylorus mit der unilateralen Pylorusausschaltung durchaus nicht auf eine Stufe zu stellen. Es liegt daher weder ein Grund vor, die Entfernung des Pylorus unter Erhöhung des operativen Risikos zu erzwingen, noch von einer Ausschaltungsresektion abzusehen und sie durch eine G. E. zu ersetzen, wenn sich der Pylorus primär nicht beseitigen läßt *(v. Haberer, Friedemann),* noch die Beseitigung des Pylorus später durch einen sekundären Eingriff nachzuholen, wie dies *Finsterer* vorgeschlagen hat. *Kirschner* sah bei seinen Fällen weder nach der Resektion zur Ausschaltung noch nach der G. E. ein Ulcus pepticum jejuni.

Konjetzny konnte an mit Resektion zur Ausschaltung Operierten nachweisen, daß nach der Resektion zur Ausschaltung mit Zurücklassung von Pylorus und Pylorusdrüsenschleimhaut sowohl ein hyperacider und normaler, als auch ein anacider Magensaft gefunden werden kann.

Außer den absoluten Anhängern der Resektion zur Ausschaltung, die nach den seinerzeit von *Finsterer* angegebenen Richtlinien operieren, gibt es bedingte Anhänger, die, wenn es irgendmöglich ist, einerseits den Pylorus mitentfernt wissen wollen, und anderseits, wenn der Pylorus nicht entfernt werden kann, in jedem Falle die Schleimhaut des Antrums bis zum Pylorus entfernen. Zu den ersten, die die Resektion zur Ausschaltung gelten lassen, aber die grundsätzliche Pylorusentfernung fordern, gehören *Börger, Breitner, Friedemann, Hoche* und *Orator.* Für *Friedemann* spielt der Pylorus die gleiche Rolle wie für *v. Haberer* und ist daher unter allen Umständen zu entfernen. Wenn das Geschwür und der Pylorus nicht entfernt werden können, bleibt die Wahl zwischen der Resektion zur Ausschaltung ohne Pförtner und G. E. Bei beiden genannten Verfahren ist mit Rückfällen zu rechnen. Nach *Friedemann* sind dieselben bei der Resektion zur Ausschaltung seltener als bei der G. E. Für *Börger* ist die Resektion zur Ausschaltung mit Entfernung des Pylorus gleichzusetzen mit der Resektion des Ulcus. Während *Finsterer* die Exzision der Schleimhaut aus dem ausgeschalteten schmalen Rest des Antrums nicht immer durchführte, besteht eine andere Gruppe von Autoren, die Anhänger der Resektion zur Ausschaltung sind, darauf, grundsätzlich die Schleimhaut des Antrums beim nichtresezierbaren Ulcus duodeni zu entfernen, so *Wilmanns, Drüner, Bancroft, Gütig, Jakobovici, Fromme, Bürkle de la Camp, Fisher* und *Plenk*. Was *Wilmanns* bereits 1926 forderte, wurde von *Bancroft* 1932 wiederholt. Die Schleimhaut wird nach der Durchtrennung des Magens im Antrum pylori bis zum Pylorus exzidiert, dann wird sie für sich verschlossen und mit Serosa übernäht. Der Vorteil der Schleimhautexzision besteht darin, daß im stehengebliebenen präpylorischen Anteil keine Sekretion mehr stattfindet und somit die zweite chemische Phase von dem Rest der in dem Stumpf zurückgebliebenen Pylorusdrüsen nicht mehr ausgelöst werden kann. Daß die im Auslandsschrifttum bekannte *Devine* Operation (Durchtrennung des Magens im Antrum, Einstülpung des pylorischen Stumpfes und Verbindung des oberen Magenstumpfes mit dem Dünndarm nach *Reichel-Polya*) weniger wirksam ist, als die Operation nach *Finsterer,* bei der grundsätzlich wenigstens zwei Drittel des Magens reseziert werden, steht auf Grund experimenteller und klinischer Erfahrungen fest. Die *Devine*-Operation ist ja eigentlich nur eine durch direkte Anastomosierung modifizierte unilaterale Pylorusausschaltung nach *Doyen-Eiselsberg.*

Jakobovici gab 1932 die Mucoclase im präpylorischen und pylorischen Schleimhautanteil bis zur Muskulatur mit dem Hochfrequenzmesser bekannt. Für *Fromme* ist die Elektrokoagulation der Exstirpation der Schleimhaut nicht gleichwertig und bedingt eine erhöhte Gefahr der Ernährungsstörung. *Fromme* ist der Ansicht, daß beim Ulcus duodeni, wenn es nur unter großer Gefahr zu resezieren ist, die Resektion zur Ausschaltung angewandt werden soll. Grundsätzlich darf bei dieser Operation keine Antrumschleimhaut, von der aus die Säurebildung im Fundus erzeugt werden könnte, zurückbleiben. Es muß daher die Schleimhaut des kleinen zurückbleibenden Antrumrestes exstirpiert werden. Auch *Plenk* hält die Resektion zur Ausschaltung für gefahrloser als die Resektion mit atypischer Versorgung des Zwölfingerdarmstumpfes. Die Versorgung des Antrumstumpfes führt er in ähnlicher Weise wie *Bancroft, Wilmanns* und *Drüner* durch, indem die Seromuskularis bis auf die Schleimhaut durchtrennt und dann bis zum Pförtner zurückgeschoben wird. Dort wird die Schleimhaut mit Catgut abgebunden und oberhalb davon abgetragen. Anschließend wird der Schlauch der Seromuskularis von innen her mit drei übereinanderliegenden Nahtreihen ohne Durchstechung der Serosa verschlossen, so daß die Vorder- und Hinterwand breit aneinanderliegen. Zu den Autoren, die sich auf Grund ungünstiger Erfahrungen gegen die Resektion zur Ausschaltung stellten, gehören *v. Haberer, Nissen, Mandl* und *Doberer.*

Als Wortführer der Gegner der Resektion zur Ausschaltung kann *v. Haberer* bezeichnet werden. Die ungünstigen Erfolge, welche die unilaterale Pylorusausschaltung durch das gehäufte Auftreten eines Ulcus pepticum jejuni zeigte, sah *v. Haberer* sich bei seinen Fällen von Resektion zur Ausschaltung wiederholen. Er trat dafür ein, beim nichtresezierbaren Geschwür des Duodenums die G. E. auszuführen, nach der *v. Haberer* 2% Ulcera peptica jejuni beobachtete. Bestimmend war außerdem für seinen Standpunkt, daß im Falle des Auftretens eines Ulcus pepticum jejuni nach G. E. die Radikaloperation in diesem Falle technisch leichter durchzuführen und für den Kranken daher leichter erträglich sei, als nach stattgehabter Magenresektion. Dieser Standpunkt wurde von *Denk* abgelehnt, da man sich bei der G. E. für einen Eingriff entscheide, den man sonst wegen seiner schlechten Erfolge bei der Behandlung des Ulcus duodeni ablehne. Der Standpunkt *v. Haberers* erklärt sich weiter aus der Beobachtung, daß er nach der einfachen Pylorusausschaltung rezidivierende Ulcera peptica jejuni erlebte, die trotz ausgeführter weiterer Resektion solange rezidivierten, bis er sich entschloß, auch den ausgeschalteten Pylorusteil wegzunehmen. Auch die Fälle von hartnäckig rezidivierenden Jejunalulcera nach Ausschaltungsresektionen, die von anderen Operateuren ausgeführt wurden, mußten seine Einstellung befestigen.

Von außerordentlicher Bedeutung ist in diesem Zusammenhang ein von *v. Haberer* ausführlich referierter Fall, der von ihm in Graz operiert wurde: Bei einem 29jährigen Kranken war 1924 ursprünglich eine ausgiebige Resektion mit hinterer G. E. nach B II wegen Ulcus ventriculi ausgeführt worden. Bald danach trat ein Ulcus pepticum jejuni auf. Im Laufe von zwei Jahren waren fünf Laparotomien notwendig, davon drei wegen immer wieder rezidivierender Jejunalulcera. Nach jeder der Radikaloperationen war der Patient höchstens durch Wochen beschwerdefrei. Erst der letzte Eingriff, bei dem der ausgeschaltete Pylorus-Antrumrest entfernt wurde, brachte die endgültige Heilung.

Nach diesen Erfahrungen wird die Stellungnahme *v. Haberers* als Gegner der Resektion zur Ausschaltung, welche einen Rest von Pylorusschleimhaut zurückläßt, begreiflich und folgerichtig. Während *v. Haberer* früher dem Pylorusmuskel eine ursächliche Rolle beimaß, entschied er sich im Laufe der Zeit für die entscheidende Rolle der Pylorusdrüsen im Sinne von *Schur, Plaschkes* und *Kelling.*

Wenn im Laufe der Zeit die Zahl der Autoren ständig zunahm, welche bei Ausführung der Resektion zur Ausschaltung die Exzision oder Ausrottung der Pylorusschleimhaut bis zum Duodenum forderten *(Wilmanns, Drüner, Bancroft, Fromme, Bürkle de la Camp, Fisher, Plenk),* so ist damit auf indirektem Wege eine Anerkennung des Standpunktes *v. Haberers* erfolgt, der vor allem wegen Zurücklassung dieses Antrumrestes, solange nicht oder nicht immer der dadurch zurückgelassene Pylorusschleimhautrest vollständig entfernt wurde, die Resektion zur Ausschaltung als ein unsicheres Verfahren ablehnte. Denn erst, seit die Schleimhautexzision als wichtigstes Glied bei der Resektion zur Ausschaltung regelmäßig ausgeführt wird und anerkannt ist, daß der Schleimhautexzision größere Bedeutung zukommt als der proximal exzessiv ausgedehnten Magenresektion, ist der bisherige gegensätzliche Standpunkt, der in der Beurteilung der Resektion zur Ausschaltung bestand, als überwunden anzusehen. Denn in diesem Falle wird die Resektion zur Ausschaltung, welche diesseits des Pylorus wegen des ausgedehnten nichtresezierbaren Ulcus durchgeführt werden mußte, in eine Resektionsform übergeführt, die der Resektion zur Ausschaltung unter Zurücklassung des Geschwüres, aber unter Mitnahme des Pylorus, nicht im anatomischen aber funktionellen Sinn, gleichkommt. Resektion zur Ausschaltung und G. E. sind für *v. Haberer* in seiner Auffassung, daß nur die radikalen Operationsverfahren die beste Gewähr für die Heilung und Vorbeugung gegen mögliche Rezidive darstellen, Notoperationen. Bei alten Leuten, wenn niedrige Säurewerte vorliegen, wird von ihm die G. E. bevorzugt. Nach Erfüllung der von ihm postulierten Forderung auf möglichste Resektion des Pylorusdrüsenareals, wie sie zunächst, wenn nur möglich und erlaubt, in der radikalen Resektion gegeben erscheint, kann dann die Resektion zur Ausschaltung mit der G. E. in Konkurrenz treten, wenn vor allem bei Jugendlichen mit starker Hyperacidität und durch Stenose bedingten abnorm großen Magen, eine Reduktion der Schleimhautfläche indiziert erscheint. *Huber* findet bei 88 Resektionen zur Ausschaltung in 12% ein Ulcus pepticum jejuni; wenn daher eine Resektion zur Ausschaltung gemacht wird, muß eine sorgfältige Exzision der Schleimhaut und eine ausgiebige Resektion durchgeführt werden. Unter den Fällen, die ein Ulcus pepticum jejuni bekamen, fand sich keiner, bei dem eine Schleimhautexzision vorgenommen worden war.

Im Zusammenhang mit dem Problem des schwer resezierbaren Geschwürs wurden Vorschläge für dessen Ausrottung gemacht, so von *Mandl,* der dafür eintritt, das nicht resezierbare Geschwür nach Eröffnung des Duodenums oberhalb desselben mittels Hochfrequenz auszurotten, den Stumpf mehrfach zu übernähen und mit einer Netzplombe zu decken. *Nissen* berichtet, daß die Beobachtungen bei der Resektion zur Ausschaltung wenig ermutigend waren (Perforation, Blutung, Ulcus pepticum jejuni). *Nissen* schlug daher eine atypische Form der Duodenalversorgung vor: nach ausgiebiger Mobilisierung der Duodenalvorderwand wird das Ulcus eröffnet und die Duodenalwand vom Krater scharf abgelöst. Erst zum Schluß erfolgt die Durchtrennung der Duodenalvorderwand. Die erste Nahtreihe faßt die vordere Duodenalwand und die gegenüberliegende aborale Umrandung des Ulcuskraters. Die zweite einstülpende Naht durchsetzt wieder die vordere Duodenalwand und die orale Ulcusumrandung. Da gewöhnlich der peritoneale Überzug des Pankreas durch chronische Peritonitis verdickt ist, kann man ihn in einer dritten Naht zur vorderen Duodenalwand herüberziehen und mit Netzzipfeln aus der Umgebung eine letzte Überdeckung durchführen. Der Ulcusgrund wird dabei zur Gänze mit Vorderwand plombiert, so daß Sekret aus dem infizierten Ulcusgrund nur nach Sprengung der ersten Nahtreihe ins Duodenum gelangen kann oder den Weg gegen das Peritoneum nimmt. *Finsterer* lehnt sie als gefährlich ab. *Bsteh* hat 1933 wegen der unsicheren Einstülpung des durchtrennten Duodenums beim tiefsitzenden Zwölffingerdarmgeschwür ein eigenes Verfahren beschrieben; nach Prüfung der Resezierbarkeit, die man durch Invagination der frei beweglichen Duodenalvorderwand über den vom Ulcus befallenen Duodenalabschnitt vornimmt (Abb. 36), wird der Resektionsschnitt dann so geführt, daß möglichst viel Vorderwand erhalten bleibt. Die erste Nahtreihe wird an jeder Ecke mit einer halben Tabaksbeutelnaht begonnen, die einerseits dicke Pankreaskapsel faßt und anderseits die Vorderwand weit vom Resektionsschnitt als Seromuskularisnaht nimmt. Dadurch verschwindet die Mucosa völlig. Die Zwischennähte fassen nun Pankreaskapsel oral vom Ulcusgrund und Duodenalvorderwand. Ein etwaiger Sekretaustritt aus dem Ulcusgrund geht zwangsläufig in das Duodenum. Die zweite Nahtreihe wird nach den gleichen Grundsätzen wie die erste ausgeführt. Die dritte Nahtreihe vereinigt spannungslos die Vorderwand des Duodenums und Serosa der Pankreaskapsel als

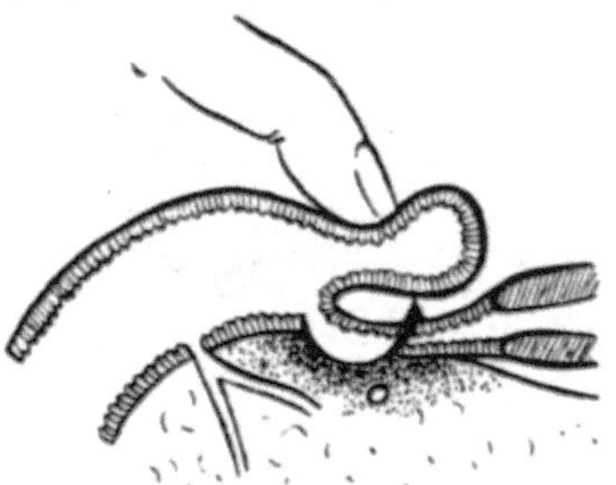

Abb. 36. Prüfung der Resezierbarkeit eines ins Pankreas penetrierenden Ulcus duodeni durch Darüberschieben der Vorderwand mit dem Finger (nach *Bsteh*, W. Beitr. z. Chir. Bd. 4).

reine Serosanaht. Nach dem Urteil *Finsterers* ist der Duodenalverschluß nach *Bsteh* ein sicherer Verschluß, der angewendet werden kann, wenn die Vorderwand des Duodenums mobil ist oder leicht mobilisiert werden kann, wenn der Ulcusgrund nicht breiter ist, als der Durchmesser des Duodenums, weil sonst die Nähte unter Spannung stehen, wenn schließlich der Peritonealüberzug des Pankreas verdickt ist, so daß bei einer Stauung des Duodenalinhaltes die Naht auch wirklich hält (Abb. 37 und Abb. 38).

Das Problem der Resektion zur Ausschaltung mit seinem Für und Wider ist eigentlich ein großes klinisches Experiment, welches

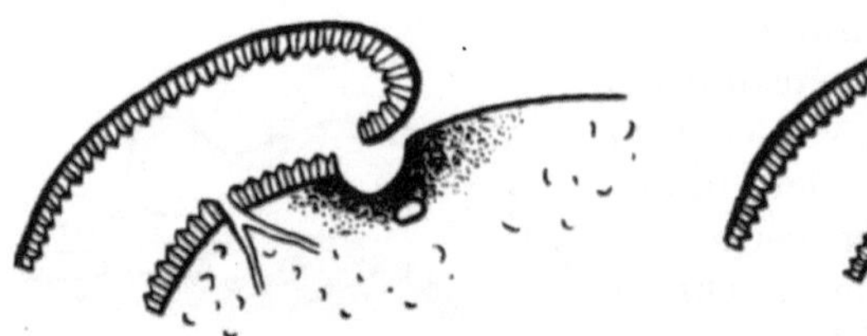

Abb. 37. Durchtrennung und Einstülpung der Vorderwand des Duodenums (*Bsteh*).

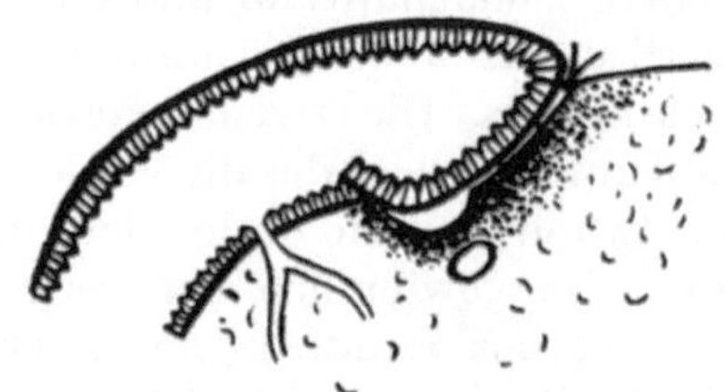

Abb. 38. Die Stumpfversorgung nach *Bsteh*, nach Anlegen einer dreischichtigen Naht.

zeigt, daß bei der Resektion zur Ausschaltung nach den verschiedenen Typen der Ausschaltung unterschieden werden muß. Konnte das Geschwür wegen seiner distalen Lage nicht mitreseziert werden, wohl aber der Pylorus und ist die Pylorusdrüsenzone in größter Ausdehnung weggefallen, so ist dieser Fall in seiner Erfolgsaussicht ganz anders zu werten, als wenn ein Antrumrest mit Pylorusschleimhaut zurückgeblieben war. Dies kann wohl als der Grund für die unterschiedlichen Ergebnisse der Resektion zur Ausschaltung und das Auftreten von Ulcera peptica jejuni nach der Resektion zur Ausschaltung angenommen werden. Denn seit der Ausrottung der Pylorusschleimhaut, im Sinne der von *v. Haberer* stets betonten Forderung, das entsprechende Gewicht beigelegt und regelmäßig durchgeführt wird, ist das vorher häufige Ulcus pepticum jejuni unterdrückt und eine Dauerheilung durch diese Form der Resektion zur Ausschaltung erreichbar geworden. Dies stimmt mit den Beobachtungen von *Huber* überein, der ein Auftreten von Ulcus pepticum jejuni bei Fällen von Resektion zur Ausschaltung, bei denen die Pylorusschleimhaut entfernt worden war, nicht feststellen konnte. Damit darf wohl auch der Bericht von *Zängl* (Klinik *Denk*, 1949) in Übereinstimmung gebracht werden, der bei einer Beobachtungsdauer von 15 Jahren bei der Resektion zur Ausschaltung kein Ulcus pepticum jejuni aufweist.

5. Die Palliativresektion nach Madlener beim cardianahen Geschwür des Magens.

Ähnlich wie bei der operativen Behandlung des tiefsitzenden Duodenalgeschwüres die technischen Schwierigkeiten unüberwindlich sein können, stellen sich auch der Resektion des cardianahen Geschwürs beträchtliche technische Schwierigkeiten entgegen. Aus diesem Grunde hat gerade das hochsitzende Magengeschwür besonders häufig zur Anwendung örtlicher Operationsmethoden verleitet, um damit diese Schwierigkeit zu umgehen. *Von Eiselsberg* führte die Exzision eines blutenden Geschwürs an der Cardia aus. *Balfour* wendet für das cardianahe Geschwür die Kauterisation an. *Kraske* trat für die sogenannte „transstomachale Exzision“ des cardianahen Geschwürs von einer Gastrotomie aus ein. Neuerdings empfiehlt *Westhus* die Kauterisation cardianaher Geschwüre mittels eines cystoskopähnlichen Instrumentes von einer Magenfistel aus. Alle diese Verfahren setzten sich jedoch in Mitteleuropa nicht durch. 1911 empfahl *Schoemaker* eine Methode, die es ihm ermöglichte, auch hoch an der kleinen Kurvatur sitzende Ulcera erfolgreich zu entfernen und die Operation als Billroth I zu beenden. Er beginnt mit einer Umschneidung des Ulcus und durchtrennt unter Mitnahme des Ulcus schrittweise die Magenwand bis zur Magenmitte, wo anschließend eine typische Magenresektion durchgeführt wird, eine Methode, die später als schlauchförmige Resektion bezeichnet wurde. 1918 gab *Finsterer* ein ähnliches Verfahren bekannt, das er als bogenförmige Resektion bezeichnet. 1921 entwickelte *Schmieden* für alle Geschwüre, die sich an der kleinen Kurvatur oberhalb des Angulus befinden, ein Verfahren, das unter dem Namen treppenförmige oder sattelförmige Resektion bekannt wurde. *Kirschner* (1922) hat dann diese schlauchförmige Resektion dahingehend modifiziert, daß er bei der Bildung der Anastomose zwischen Magenquerschnitt und Darm den Magenstumpf um 90° dreht, und zwar so, daß die große Kurvatur nach vorne und die Naht der neugebildeten kleinen Kurvatur in die Mitte der hinteren Nahtlinie der Anastomose kommt. *Von Haberer* hat 1924 darauf hingewiesen, daß seine Technik der Resektion nach B I dann eine Abänderung erfährt, wenn es sich um die Resektion von Geschwüren handelt, die ganz cardial, an der Einmündung des Ösophagus in den Magen oder in deren nächster Nähe sitzen. Dabei ist zu berücksichtigen, daß für möglichste Sicherheit der Naht am Ösophagus, der nicht eingeengt werden darf, gesorgt ist und weiters muß, wenn eine Totalexstirpation des Magens nicht ausgeführt werden soll, wozu beim Ulcus keine Berechtigung besteht, ein Teil des Magenfundus an der großen Kurvatur erhalten bleiben. Auf diese Weise wird es möglich, die Resektion nach seiner später noch genauer zu schildernden Technik in der Originalmethode des B I zu vollenden.

So zeigt sich, daß die schräge subtotale Resektion des Magens einerseits und die treppenförmige (bogenförmige oder schlauchförmige) Resektion anderseits, heute die beiden am meisten geübten Verfahren zur radikalen Beseitigung des hochsitzenden Magengeschwüres sind.

Die Totalexstirpation des Magens mit einer Anastomose zwischen Ösophagus und Jejunum wurde beim hochsitzenden Ulcus gewöhnlich unter der Annahme eines Carcinoms ausgeführt. Derartige Fälle teilten *Finsterer, Gissel, Goto, Huber, Judin, Pauchet, Usadel* u. a. mit. *Von Haberer* operierte einen cardial gelegenen und die ganze hintere Magenwand einnehmenden Ulcustumor, bei dem während der Operation nicht entschieden werden konnte, ob es sich um einen gut- oder bösartigen Prozeß handelt. Daher wurde in diesem Fall eine totale Magenresektion mit Vereinigung zwischen Ösophagus und dem mobilisierten Duodenum vorgenommen. Der Fall ist genesen. Wenn die Differentialdiagnose zwischen hochsitzendem Ulcus und Carcinom am Magen von außen nicht mit Sicherheit zu stellen ist, wird eine Gastrotomie durchgeführt, mit Hilfe deren man die Beschaffenheit und den Ulcusgrund genau untersuchen und dadurch die Diagnose in einem Teil der Fälle sicher stellen kann. Es ist dabei nicht so sehr die Größe des Ulcus und die Beschaffenheit des Ulcusgrundes maßgebend, als vielmehr die Beschaffenheit der Schleimhaut am Ulcusrand; beim primären Carcinum ist dieselbe fixiert, auffallend derb und höckrig, während beim primären Ulcus der Rand scharf, weich und die Schleimhaut auf der Unterlage verschieblich ist.

Wegen der großen technischen Schwierigkeiten und der dadurch bedingten hohen Mortalität bei der Resektion des cardianahen Ulcus wurden palliative Verfahren angegeben, die eine Abheilung des Geschwürs durch Änderung seiner pathologisch-physiologischen Lebensbedingungen bezwecken. Sie laufen darauf hinaus, das Geschwür überhaupt unberührt zu lassen. So schlug *v. Eiselsberg* um 1900 vor, beim cardianahen Geschwür eine Jejunostomie anzulegen. Eifrige Verfechter der Jejunostomie waren *Lameris* und *Lempp. Balfour* empfahl noch 1929 für das hochsitzende Geschwür die Jejunostomie. Heute ist sie in der Behandlung des cardianahen Magengeschwürs zur Gänze aufgegeben worden.

Lange Zeit hindurch war das verbreitetste indirekte Verfahren zur Bekämpfung des Magengeschwürs die Gastroenterostomie; so wurde sie auch als häufigster Ausweg zur Vermeidung einer Radikaloperation beim hochsitzenden Ulcus gewählt. *Clairmont* jedoch wies vor allem darauf hin, daß die Ergebnisse der G. E. für das pylorusferne Geschwür außerordentlich unbefriedigend sind. Da eine völlige Ruhigstellung des Geschwürs durch die G. E. nicht erwartet werden konnte, suchte man eine möglichst rasche Entleerung des Magens durch Ausschaltung des krankhaft zusammengezogenen oder verengten Pylorus herbeizuführen; so wurde die Pyloroplastik nach *Finney,* die in Amerika besonders bevorzugt wurde, für diese Fälle angewandt. *Kelling* war 1915 der erste, der sich beim hochsitzenden Magengeschwür auf Grund der neuen pathologisch-physiologischen Vorstellungen von der Rolle des Antrum bei der HCl-Produktion mit der palliativen Resektion des Pylorusanteiles begnügte. Größere Verbreitung fand das Verfahren aber erst nach dem Erscheinen der Arbeit *Madleners* 1923, der erneut die Pylorus-Antrumresektion beim pylorusfernen Ulcus empfahl und dessen Name heute meist in Verbindung mit diesem Verfahren genannt wird. Die Gedankengänge, die *Madlener* zur Entfernung des pylorischen Magenteiles ohne das hochsitzende Geschwür veranlaßten, waren folgende: die besten Dauerresultate in der Behandlung des peptischen Ulcus, das nur ein Symptom in dem die Geschwürskrankheit ausmachenden Komplex von Erscheinungen ist, ergeben die den Pylorusmagen entfernenden *Billroth*schen Resektionsmethoden. Diese bewirken eine Umstimmung der Magenfunktion im Sinne der Herabsetzung der sekretorischen und motorischen Leistung des Magens, sowie des Magentonus. Von einer Operation, welche das neue Entstehen von Geschwüren zu hindern imstande ist, ist zu erwarten, daß sie auch einem noch vorhandenen Ulcus die Existenzbedingungen entzieht. Es muß also auch ohne Ausschaltung, nur durch Entfernung des Pylorusmagens ein Erfolg zu erzielen sein. Außerhalb der Resektionszone liegende Geschwüre müßten mit der nämlichen Sicherheit ausheilen, wie wir von dieser Operation erwarten, daß sie vor Rezidiven schützt. Dies waren die Gesichtspunkte, unter denen *Madlener* seine indirekte Ulcusoperation, die dann später *Flörcken* auf Grund seiner Erfolge „palliative Resektion“ nannte, für das cardianahe Ulcus empfahl.

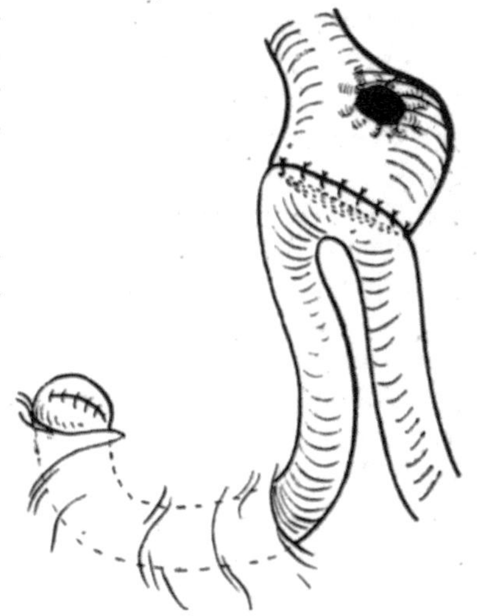

Abb. 39. Die Magenresektion beim cardianahen, an der Hinterwand des Magens gelegenen Ulcus nach *Madlener*.

Die Erfolge *Madleners* mit dieser Operation waren ausgezeichnet (Abb. 39).

Es muß jedoch bei der indirekten Ulcusoperation mit einer gewissen Gefahr gerechnet werden, die das Zurückbleiben des Geschwürs bedeutet. Zu diesen Gefahren gehört das spätere Entstehen eines Carcinoms auf der Basis des zurückgelassenen Ulcus. *Madlener* beobachtete dies nicht. Nach ihm ist die Gefahr einer Verwechslung eines callösen Ulcus mit einem malignen degenerierten Ulcus gering, da solche Verwechslungen hauptsächlich bei der Lokalisation am Pylorus vorkommen. Die Gefahr einer Perforation oder einer Blutung des zurückgelassenen Geschwürs wird von *Madlener* niedrig eingeschätzt, da die sofort beginnende Rückbildung die genannten Gefahren nicht aufkommen läßt. Eines betont *Madlener* jedoch ausdrücklich: wenn Verwachsungen in der Nähe des Geschwürs gelöst werden, und am Geschwür gezerrt wird, dann aber wegen großer Schwierigkeiten eine Resektion unterlassen wird, darf ein unglücklicher Ausgang dann nicht der indirekten Operation zur Last gelegt werden. In solchen Fällen muß die Resektion des Geschwürs durchgeführt werden.

Es gibt zahlreiche Gründe, die für und wider die palliative Resektion nach *Madlener* ins Feld geführt werden. *Von Haberer* lehnt die Resektion nach *Kelling-Madlener* ab, da er der Ansicht ist, daß sich durch Vernarbung einer ausgedehnten Geschwürsbildung an der Cardia nach dieser Operation das Bild einer tiefen Ösophagusstenose ergibt. Er legte sich daher eine eigene Resektionsmethode zurecht, die darin besteht, daß die Mobilisierung des Magens an der kleinen Kurvatur bis an den Ösophagus, an der großen Kurvatur aber nur bis zum oberen Magendrittel durchgeführt wird. Dann wird der Magen eröffnet und die kleine Kurvatur samt dem Geschwür, das unter Leitung des Auges in der Ösophaguswand umschnitten wird, entfernt. Nach Einführen eines Magenschlauches wird über denselben die vordere und hintere Magenwand so genäht, daß der Ösophagus, wie der Katheter bei der Witzelschen Fistelbildung schließlich von Magenserosa übernäht ist. Der Eingriff läßt sich unter Resektion des Antrums und des Pylorus stets nach Billroth I beenden. *Von Haberer* sagt jedoch selbst, daß diese Operationen schwierig sind und auch ein in der Technik vollauf bewanderter Chirurg die Indikation zu derartigen Eingriffen nur unter genauester Berücksichtigung des Alters und Allgemeinzustandes des Patienten wird stellen können. Auch *Guleke, Nissen* und *Sauerbruch* lehnen die Operation nach *Kelling-Madlener* ab. Für diese Operation treten bei entsprechend gelagerten Fällen *Finsterer, Flörcken, Huber* und *Winkelbauer* ein. *Rieder* hat 1939 in einer zusammenfassenden Arbeit über das cardianahe Magengeschwür 234 Fälle mitgeteilt; 89,5% aller bis dahin bekannt gewordenen Fälle, die nach *Madlener* operiert wurden, waren vollkommen beschwerdefrei. Die Mortalität der Operation nach *Kelling-Madlener* betrug 1,7% und die der treppenförmigen Resektion 11,4%; daher findet er das Verfahren nach *Madlener*, vor allem für weniger erfahrene Operateure durchaus empfehlenswert. Auch *Finsterer* konnte über gute Erfahrungen mit der Operation nach *Madlener* berichten. In den letzten Jahren wurde durch *Dragstedt* die Vagotomie in die Therapie des Ulcus eingebaut; er empfiehlt die Vagotomie am Magen versuchsweise für das cardianahe Ge-

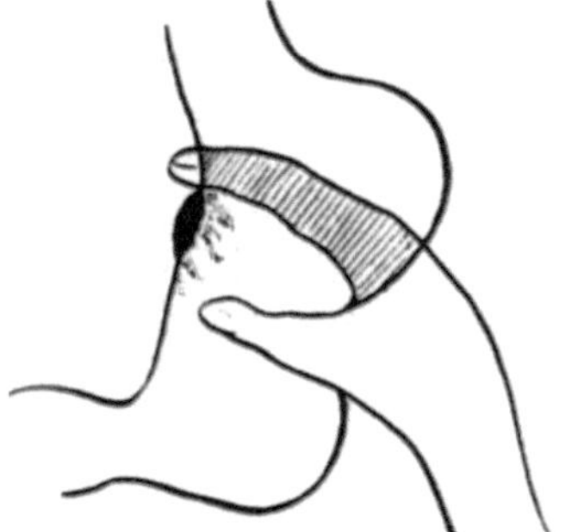

Abb. 40. Die Prüfung der Resezierbarkeit eines Ulcus an der kleinen Kurvatur durch Umgreifen mit dem Finger, resezierbar (*Huber*, W. Beitr. z. Chir. Bd. 3).

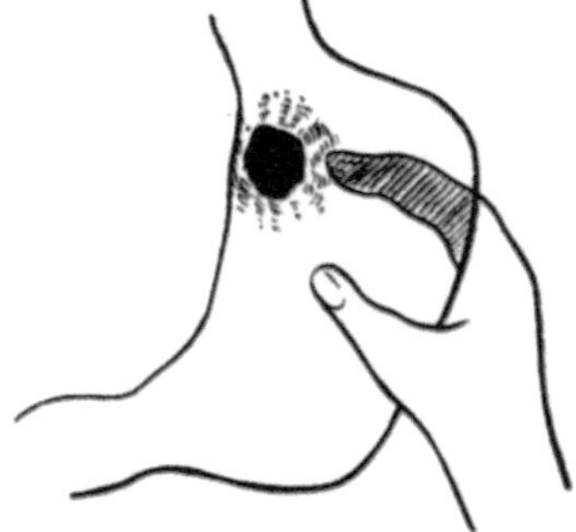

Abb. 41. Das Ulcus ist nicht resezierbar (nach *Huber*).

schwür, das eine Totalexstirpation des Magens erfordern würde, durchzuführen. Wenn das Geschwür nach vier bis sechs Wochen nicht abgeheilt ist, würde dies für ein Carcinom sprechen und es müßte dann die totale Resektion ausgeführt werden.

Der Standpunkt unserer Klinik in dieser Frage läßt sich dahingehend festlegen: Bei den ins kleine Netz penetrierenden und bei den ins Pankreas penetrierenden cardianahen Ulcus wird, wenn man mit dem Finger den proxismalen Geschwürsrand unter der Cardia umgreifen kann, je nach Möglichkeit eine treppenförmige oder eine schräge subtotale Resektion vorgenommen (Abb. 40). Bei dem cardianahen Ulcus, das so hoch zum Ösophagus reicht, daß man mit dem Finger den proximalen Geschwürsrand unter der Cardia nicht mehr umgreifen kann, oder das breit auf die Hinterwand des Magens übergreift, wird — wenn kein Verdacht auf Malignität besteht — die Operation nach *Kelling-Madlener* ausgeführt, ohne daß das Geschwür dabei durch Zerrung oder Lösung von Verwachsungen irritiert wird (Abb. 41). Das Operationsrisiko ist dabei um ein wesentliches geringer und die Dauererfolge sind mit dieser Operation ebenfalls ausgezeichnet. Um bei einem großen cardianahen

Ulcus die Möglichkeit einer malignen Degeneration auszuschalten, oder um eine Fehldiagnose zu vermeiden, richten wir den operativen Eingriff von vornherein so ein, daß wir unter Umständen auch transthorakal die Operation fortsetzen können. Wir bedienen uns dabei von vornherein der Intubationsnarkose. Ob der von *Dragstedt* vorgeschlagene Weg beim cardianahen Ulcus die Vagotomie durchzuführen, gangbar ist, wird erst die Zukunft erweisen. Wir stehen der Vagotomie zurückhaltend gegenüber, da die Erfahrungen hierüber noch zu gering und die Beobachtungszeit zu kurz ist.

6. Die Resektion bei unsicherem Ulcusbefund.

Es ist sicher, daß es Ulcera gibt, die auch bei einer Laparotomie, selbst bei einer Gastrotomie mit Inspektion und Austastung des Magens nicht gefunden werden. Es muß ein Mittelweg erreicht werden zwischen der Scylla, bei einem Patienten eine Magenresektion vorzunehmen, der tatsächlich kein Ulcus hat, und der Charybdis, wegen negativen Lokalbefundes eine Resektion bei einem Patienten zu unterlassen, der aber trotzdem ein kleines Ulcus oder Erosionen trägt und dadurch weiter an seinen Beschwerden leidet. Besteht tatsächlich ein Ulcus und das Abdomen wird wegen Nichtauffinden desselben wieder geschlossen, so bedeutet dies für den Patienten eine Enttäuschung, da seine Beschwerden damit nur verlängert werden. Das Geschwür kann an Größe zunehmen, es kann zu einer Blutung, Perforation oder zu einer malignen Degeneration desselben kommen, Komplikationen, die den zweiten Eingriff wesentlich schwieriger und gefährlicher gestalten können. *Huber* weist besonders darauf hin, daß die Klagen von Patienten, die wegen Ulcusverdacht mit negativem Ergebnis probelaparotomiert wurden, zu wenig ernst genommen werden; solche Kranke wandern zwischen Chirurgen, Internisten und praktischen Ärzten hin und her und da ihren Beschwerden wegen negativen Ulcusbefundes bei einer Probelaparotomie zu wenig Beachtung geschenkt wird, kommt es schließlich zu einer neurotischen Überlagerung derselben, ein Zustand, der im allgemeinen von den Ärzten mit noch größerer Skepsis betrachtet wird. *Huber* spricht von einem gefährlichen Circulus vitiosus, der dabei entsteht, dessen Ursache unsere diagnostische Unzulänglichkeit, dessen bedauernswertes Opfer aber der Patient ist.

Anderseits ist eine zu lockere Indikationsstellung zur Resektion, wenn tatsächlich kein Geschwür vorhanden ist, abzulehnen, da der Patient — wenn auch in geringem Maße — doch einer unnötigen Lebensgefahr ausgesetzt wird. Weiters können durch die nicht indizierte Resektion zu den alten Beschwerden neue hinzutreten, wie schlechte Verträglichkeit verschiedener Speisen, Übelkeitsgefühl und

Neigung zu Durchfällen. Es heißt im allgemeinen, daß die Resektion von einem um so größeren Erfolg begleitet ist, je schwerer der bei der Operation erhobene Befund war. Wir müssen aber *Domanig* beipflichten, wenn er hervorhebt, daß die Operationsindikation viel mehr von der Tatsache des chronischen Ulcusleidens, als von dem zufälligen im Zeitpunkt der Operation vorgefundenen Zustand des Geschwürs abhänge.

Wir sind gleich *Huber* der Ansicht, daß die Resektion durchzuführen ist, wenn folgende Voraussetzungen gegeben sind:

1. Die Beschwerden und der Gesamteindruck aus der Vorgeschichte und allen erhobenen Befunden müssen einem chronischen Ulcusleiden entsprechen.

2. Es muß durch eine gewissenhafte, alle diagnostischen Hilfsmittel benützende Allgemeinuntersuchung ein anderer, Ulcusschmerzen vortäuschender Krankheitsprozeß ausgeschlossen worden sein.

3. Die Indikation soll gerade bei solchen Fällen erst gestellt werden, wenn lange Zeit hindurch eine konsequente konservative Behandlung ohne Erfolg geblieben ist. Nach Möglichkeit soll dann bei solchen Patienten die physiologische Resektion nach Billroth I oder die terminolaterale Modifikation des Billroth I nach *v. Haberer* durchgeführt werden. Auf keinen Fall soll man bei einem derartigen Befund eine G. E. oder eine andere Verlegenheitsoperation ausführen. Die verheerenden Folgen solcher Notoperationen sind allgemein bekannt. Es ergibt sich daraus der Schluß, daß man sich nach Durchführung der entsprechenden Untersuchungen und genauer Erwägung des Pro und Kontra vor der Operation in solchen Fällen zur Resektion entschließen wird; sie ist die einzige erfolgreiche Methode der operativen Ulcustherapie.

In letzter Zeit allerdings wird bei unsicherem Ulcusbefund von verschiedenen Autoren, so von *Denk* und *Mandl,* die Vagotomie vorgeschlagen. Wir scheuen uns gerade bei diagnostisch nicht eindeutigen Fällen, die Vagotomie, über die die Akten noch nicht geschlossen sind, anzuwenden. Auch nach *Rosenauer* scheint sich die Vagotomie bei hartnäckigen Ulcusbeschwerden ohne auffindbares Ulcus weniger zu eignen, als beim manifesten Ulcus. Zusammenfassend kann festgestellt werden, daß auch ein negativer anatomischer Befund keine Ursache ist, die Resektion zu unterlassen, wenn die Indikationsstellung zu derselben trotz vorhergegangener konsequent durchgeführter konservativer Maßnahmen auf Grund des Gesamtverlaufes der Ulcuskrankheit gegeben ist. Kleine Geschwüre entgehen nicht so selten auch der Inspektion und Palpation bei offenem Abdomen und im Prinzip ist nicht das Geschwür allein, sondern der ulcuskranke Magen die Indikation zur Operation.

C. Die Vagotomie.

Immer wieder wurde gerade von nichtchirurgischer Seite darauf hingewiesen, daß die Resektion von zwei Drittel des Magens kein natürlicher Eingriff sein kann und daß früher oder später ein Vorgehen gefunden würde, das die Resektion, diesen „magenverstümmelnden Eingriff" ersetzen müsse.

Als 1943 *Dragstedt* über günstige Resultate mit der supradiaphragmatischen Durchtrennung beider Nervi vagi berichtete, schien es, als ob nun das Ende der Resektionsphase gekommen wäre. Man erinnerte sich jedoch in den folgenden Jahren, daß ähnliche Operationen bereits vor vielen Jahren als typischer Eingriff beim Magen- und Zwölffingerdarmgeschwür vorgenommen wurden.

1. Historisches.

Nach *Saegesser* nahm *Jaboulay* 1901 als erster eine Vagotomie vor. Die Grundlage hiefür schufen experimentelle Untersuchungen und Arbeiten von *Donati, Kawamura* und *Zironi* über die Mageninnervation und ihren Zusammenhang mit der Pathogenese des Ulcus pepticum rotundum. 1911 durchtrennten *Bircher* und *Schiassi* als erste den Vagus mit dem Ziel, ein Magengeschwür zur Ausheilung zu bringen, wobei *Bircher* von der Überlegung geleitet war, mit der Vagotomie die neurotische Komponente der Ulcusentstehung zu treffen *(Saegesser). Exner* führte die subdiaphragmatische Vagotomie auch 1911 in Wien an der Klinik *Hochenegg* an zwei Fällen von gastrischen Krisen aus, wodurch seiner Ansicht nach die recht gefährliche *Förster*sche Operation bei gastrischen Krisen ersetzt werden kann. Zur Vermeidung von postoperativen Komplikationen müßte eine Gastrostomie hinzugefügt werden und für die erste Zeit ein gelochtes Drain nicht nur in den Magen, sondern von hier aus auch in das Duodenum eingeführt werden. 1912 berichteten *Exner* und *Schwartzmann* über einen weiteren Erfolg bei gastrischen Krisen, welche mit einem Ulcus kombiniert waren. Gleichfalls 1912 resezierte *E. Bircher* in einem Falle unstillbaren Erbrechens nach einer G. E., ohne daß ein Circulus vitiosus nachgewiesen werden konnte, den linken Vagus, worauf eine erhebliche Besserung, später Heilung eintrat. In den folgenden Jahren wurde die Vagotomie vereinzelt von *Wertheimer, Stierlin, Latarjet* und *Pauchet* ausgeführt. 1923 hat *Lorenz* auf die Initiative von *Schur* in Wien bei Ulcus ventriculi die Vagotomie durchgeführt. Die nachfolgenden Untersuchungen ergaben eine kaum merkliche Herabsetzung der Acidität, dagegen eine übermäßige Dilatation des Magens durch Atonie mit Entleerungsverzögerung. Dies war für *Schur* und *Lorenz* Anlaß, die Methode bei der Behandlung des Ulcus beiseite zu stellen. Später wurde die Vagusresektion von *Mandl* und vor allem von *E. Bircher* in geeigneten Fällen angewandt. Erst 1943 wurde die transthorakale Methode der Vagusresektion von *Dragstedt* genau beschrieben und vor allem in Amerika in immer größerem Ausmaß von einer Reihe von Chirurgen, wie *Allen, Crile, Walters, Lahey, Healy, Sauer* u. a. in die Therapie des Magen- und Zwölffingerdarmgeschwüres eingebaut.

2. Physiologie.

Bekanntlich wird die Sekretion des Magens teils durch zentralpsychische (1. kephale, nervöse Phase), teils durch chemische, vom Antrum (Pylorusdrüsen) ausgehende Faktoren gesteuert (2. chemische Phase). Die zweite Phase wird bei den Magenresektionen unterbrochen, die erste nervöse Phase durch die Vagotomie. Der zentrale Reiz, der wahrscheinlich bei der Entstehung des Ulcus die wichtigere Rolle spielt, wird bei vollständiger Unterbrechung der beiden Nervi vagi der Magenschleimhaut nicht mehr vermittelt und dadurch bleibt der zentral psychisch bedingte Anteil dauernd oder viele Jahre gesenkt. Dazu kommt noch die Reduktion im Tonus und in der Motilität, wodurch eine beidseitige Vagotomie nach *Dragstedt* die Ulcusheilung beschleunigen und das Risiko eines Rezidivs herabsetzen müßte. Daß gerade in Amerika diese Methode jetzt von einer Reihe von Chirurgen ausgeführt wird, ist wohl auf den Einfluß der Arbeit *Cushings,* daß der Magen Erfolgsorgan einer übergeordneten Störung ist, zurückzuführen. Die Vagotomie käme demnach besonders für Fälle in Frage, die ein deutliches Überwiegen der zentral-psychischen Säuresekretion aufweisen. *Orr* hat diese Frage besonders studiert und Untersuchungsmethoden angegeben, die, seiner Erfahrung nach, die vorwiegend vagotonischen Ulcera von den übrigen abzusondern erlauben: nämlich die Bestimmung der gesamten Nachtsekretion, die Bestimmung des Magentonus und fraktionierte Ausheberung nach Probemahlzeit, gefolgt von Insulingabe (Insulintest).

3. Die operative Durchführung der Vagotomie.

a) Supradiaphragmatisch.

Die beiden Vagusäste können supra- oder infradiaphragmatisch angegangen werden. Bis 1946 operierten *Dragstedt* u. a. nur transthorakal und supradiaphragmatisch. Beim transthorakalen Weg wird unter Anwendung der intratrachealen Narkose der Thorax durch den linken 8. Interkostalraum eröffnet, im Bindegewebe unterhalb der Lungenwurzeln die Nervi vagi aufgesucht und bis in die Hiatusnähe dargestellt. Dort wird oberhalb des Zwerchfells aus beiden Nerven ein mehrere Zentimeter langes Stück reseziert. Ein Vorteil bei der supradiaphragmatischen Durchtrennung liegt darin, daß dieses Verfahren unbedingt gründlicher ist. Hier wird der Stamm des Vagus getroffen, während sich der Nervus vagus unterhalb des Zwerchfells sogleich aufsplittert und ein Teil der Vagusfasern bereits in der Magenwand verläuft und nicht mehr durchtrennt wird. Andererseits könnten wir uns niemals zu einem operativen Eingriff für einen krankhaften Prozeß an einem Organ entschließen, das wir nicht einmal zu Gesicht bekommen und an dem wir die Geschwürsverhältnisse gar nicht prüfen können. Die klinische und röntgenologische Untersuchung allein bietet uns keineswegs über das tatsächliche Ausmaß und den Grad einer Geschwürserkrankung eine solche Sicherheit, daß wir auf diese wichtige und entscheidende Untersuchung intra operationem verzichten können. Immer wieder gibt es Fälle, bei denen man entweder durch einen anderen als den erwarteten oder durch einen zusätzlichen Befund überrascht wird.

b) Infradiaphragmatisch.

Die Unmöglichkeit, bei der transpleuralen Vagotomie den Magen und Zwölffingerdarm einer Inspektion zu unterziehen sowie eingehendes Studium des Verlaufes des infradiaphragmatischen Vagus erlaubten es dann, vor allem *Dragstedt, Orr, Johnson* und *Mandl* seit 1947 die Vagotomie auf abdominellem Wege durchzuführen. *Orr* reseziert den Vagus durch den Hiatus hindurch. Er durchtrennt das Ligamentum triangulare und befestigt es mit einer Klemme am rechten Rand der Bauchwunde. Wird der Magen nun nach links unten gezogen, kann die Durchtrittstelle des Ösophagus durch den Hiatus in der Regel ohne Mühe erkannt werden. Zunächst wird der Peritonealüberzug am Hiatus in querer Richtung durchtrennt, der Ösophagus im Hiatus mobilisiert, mit einem Gummischlauch umschlungen und vorsichtig nach unten links gezogen. Auf der Vorderfläche des Ösophagus findet sich ein bis zwei Querfinger oberhalb der Cardia der linke Vagus meist noch als gut ausgebildeter Stamm; gegen die Cardia hin teilt er sich in seine Äste auf. Es wird nun ein schmaler Spatel unter den Nervenstamm geschoben und dieser mit einer langen gebogenen Klemme möglichst hoch oben gefaßt und durchtrennt. Das distale Stück wird bis zur Cardia abgelöst und die abgehenden Äste möglichst weit vom Stamm durchtrennt, der Stamm selbst wird auf eine Strecke von wenigstens 5 cm reseziert. Anschließend wird der Ösophagus nach links gezogen und der rechte Vagus im lockeren Bindegewebe hinter dem Ösophagus dargestellt. Er wird in derselben Weise durchtrennt, wie der vordere

Ast. Mit einigen Knopfnähten wird dann das Peritoneum am Hiatus verschlossen. Während der nächsten 24 Stunden wird der Mageninhalt mittels einer vor der Operation eingeführten Magensonde abgesaugt. Nach 48 Stunden steht der Patient auf.

Wie aber sowohl *Dragstedt* als auch *Mandl* nachweisen konnten, gibt es ungefähr fünfzehn Typen des Vagusverlaufes unterhalb des Zwerchfelles, so daß es wohl nicht immer gelingen wird, tatsächlich sämtliche Vagusfasern zu durchtrennen. *Stierlin* hat aus diesem Grunde die Zirkumzision an der Cardia empfohlen und *Alvarez* durchtrennt aus dem gleichen Grunde die Cardia vollständig, reseziert die beiden Vagusäste und vernäht anschließend den Ösophagus unter Einstülpung in den Magen wieder, ein Vorgehen, dessen Zweckmäßigkeit uns nicht ganz verständlich erscheint, da z. B. die Resektion des Antrums einschließlich des Ulcus uns ungefährlicher erscheint, als die vollständige Durchtrennung und Wiedervereinigung hoch oben an der Cardia.

4. Beobachtungen am vagektomierten Magen.

Der therapeutischen Anwendung der Vagotomie durch *Dragstedt* lag die Absicht zu Grunde, sowohl die Acidität des Magensaftes herabzusetzen, als auch durch den Fortfall der Peristaltik und die damit verbundene Ruhigstellung des Magens günstige Bedingungen für die Ausheilung des Ulcus herbeizuführen. Eine wesentliche Einschränkung der Sekretion sowie der Acidität wurde durch *Dragstedt* festgestellt. Infolge Fehlens des Vagusreizes auf die Magen- und Dünndarmmuskulatur kann es zu unerwünschten Folgen der Vagotomie kommen, wie Retention, bedingt durch Atonie und fehlender Peristaltik, Gassperre, Druck und Völlegefühl im Magen. Bisweilen mußte wegen schlechter Entleerungsverhältnisse eine G. E. angelegt werden. In seltenen Fällen kommt es zu einem Cardiospasmus, häufiger zu Diarrhöen, welche jedoch medikamentös leicht beeinflußt werden können.

Fuchs studierte die am Magen auftretenden röntgenologisch sichtbaren Veränderungen. Wir folgen im wesentlichen seinen Ausführungen: In allen Fällen kommt es unmittelbar nach der Operation zu einer Atonie; der Magen bildet einen großen schlaffen Sack, an dem keine oder nur eine sehr oberflächliche Peristaltik auftritt. Die Dilatation des Magens ist so grotesk, daß man an eine dekompensierte Pylorusstenose denken könnte. In der Pars cardiaca ist die normalerweise vorhandene Luftblase beträchtlich vergrößert, gleichzeitig besteht Hochstand des linken Zwerchfelles. Unterhalb der Luftblase befindet sich eine bis zu mehreren Litern betragende Flüssigkeitsmenge, die bei Bewegungen hin und her schwappt. Im

Gegensatz zur Pylorusstenose kommt es jedoch hier nicht zum Erbrechen. Bezüglich der Motorik des vagotomierten Magens ist zu sagen, daß sich beim aufrechtstehenden Patienten der peristaltiklose Magen fast nicht entleert. Nimmt der Patient für kurze Zeit die Rechtsseitenlage ein, so kommt es fast durchwegs zu einer raschen und vollständigen Entleerung des Magens. Man hat den Eindruck eines förmlichen Fließens des Mageninhaltes durch den offenbar offenstehenden Pylorus. Bisweilen sogar bewegte sich der Kontrastbrei bei tiefer Inspiration ruckartig im präpylorischen Magenanteil und im Duodenum fort. Von der Dilatation ist meist auch der Bulbus duodeni, manchmal auch tiefer gelegene Dünndarmschlingen betroffen. Die Geschwüre verkleinerten sich bald nach der Operation, kleinere Ulcusnischen verschwanden vollständig. Fast sämtliche Patienten waren nach der Operation schmerzfrei und bei gutem Appetit. Selbst bei direktem Druck auf die Ulcusgegend konnte kein Schmerz ausgelöst werden, auch wenn die Ulcusnische noch deutlich sichtbar war. Das rasche Schwinden der Schmerzen ist wohl auf die Herabsetzung der Acidität des Magensaftes und auf den Fortfall der Magenbewegungen zurückzuführen. Lag die Operation zwei bis drei Monate zurück, nahm der Tonus wieder sichtlich zu, die Peristaltik setzte wieder ein und der stark dilatierte Magen wurde wieder kleiner. Tonus und Peristaltik läßt sich am Röntgenschirm wieder deutlich beobachten. Das Wiedereinsetzen der Peristaltik dürfte nach *Lam* auf die intramuralen Ganglienzellen des Magens zurückzuführen sein, welche einige Wochen nach Durchschneidung des Nervus vagus beiderseits die Führung übernehmen. So ist im Durchschnitt nach drei Monaten der endgültige Zustand erreicht, der bei einer vollständigen Vagusresektion durch eine herabgesetzte Motilität und Sekretion des Magens gekennzeichnet ist.

5. Die Vagotomie in der Praxis.

Es ist nun notwendig, einige Berichte aus der Literatur anzuführen, die von Autoren stammen, die sich teils für, teils noch sehr zurückhaltend äußern, teils nach Anwendung der Vagotomie von ihr in vielen Fällen wieder abraten.

Ein Gesamtüberblick zeigt, daß die Mortalität sehr gering ist, schwere postoperative Komplikationen in relativ geringer Anzahl auftreten, daß in der überwiegenden Mehrzahl der Fälle Motilität, Tonus und Acidität absinken und Geschwüre häufig ausheilen.

1947 ist *A. W. Allen* für die Vagotomie nur beim Ulcus duodeni und Ulcus pepticum jejuni eingetreten. Wegen Gefahr der Malignität rät er von diesem Eingriff beim Magenulcus ab. *G. Crile* bevorzugt die Kombination von Vagotomie mit der G. E.; er veröffentlicht 1947

Fälle mit folgenden Resultaten: Vagotomie ausgezeichnet 88%, gebessert 10%, ungeheilt 2%, Mortalität 0%; Magenresektion ausgezeichnet 58%, gebessert 29%, ungeheilt 13%, Mortalität 2,8%. Daraus schließt *Crile,* daß die Vagotomie der Resektion des Magens überlegen ist. 1949 publizierte *Crile* mit *Johnes* und *Davis* 174 Fälle von Ulcus duodeni, von denen die eine Hälfte teils durch Magenresektion (67), teils durch G. E. (20) behandelt wurden. Bei der Vagotomie betrug die Sterblichkeit 1,1%, bei der Resektion oder G. E. 3,4%. Sie treten aus folgenden Gründen für die Vagotomie mit G. E. oder Pylorusplastik ein:

1. Geringere Mortalität.
2. Ein selteneres Auftreten von Rezidivgeschwür oder Blutung.
3. Ein neuerliches Auftreten von Magenschmerzen sowie sonstiger Bauchbeschwerden ist seltener.
4. Sonstige Nebenerscheinungen der Vagotomie sind gering und mild verlaufend.

Als Nachteile der Vagotomie sehen die genannten Autoren ein möglicherweises Auftreten von postoperativem Erbrechen sowie von postoperativen Diarrhöen. Bei der Nachuntersuchungszeit von achtzehn Monaten treten sie wegen der günstigen Ergebnisse für die Vagotomie in Verbindung mit der G. E. oder Pyloroplastik beim Ulcus duodeni ein.

Dragstedt berichtete 1947, daß die Ergebnisse dieser Operation so günstig waren, daß sie allen anderen Eingriffen, welche bisher beim Magen- und Zwölffingerdarmgeschwür üblich waren, vorgezogen werden sollte. Er kombiniert die Vagotomie nur bei Stenosen mit der G. E. 1949 hingegen teilte *Dragstedt* auch Mißerfolge mit; so heilten bei einer Serie von Patienten mit Magengeschwür, die mit Vagotomie allein behandelt wurden, in 29% die Geschwüre nicht ab oder traten wieder auf. Bei einer anderen Reihe von 197 Duodenalgeschwüren, die mit einer Vagotomie allein behandelt wurden, kam es nachträglich zum Auftreten eines Magengeschwüres in zwei Fällen, während dies bei einer Behandlung mit Vagotomie und G. E. nicht der Fall war. Die Vagotomie ist nach *Dragstedt* nicht angezeigt bei der Behandlung von Magengeschwüren, wenn keine Hypersekretion neurogenen Ursprungs besteht und wenn der Verdacht eines maligen entarteten Ulcus besteht. Dann ist die Resektiion durchzuführen. *Mandl* tritt auch beim Ulcus ventriculi, wenn kein Verdacht auf Carcinom vorliegt, für die Vagotomie ein. Beim tiefsitzenden Ulcus duodeni soll nach ihm die Vagotomie die Ulcusresektion ersetzen, bei Stenosen wird eine G. E. hinzugefügt. Bis jetzt ist ein Ulcus pepticum jejuni darauf noch nicht beobachtet worden. Bei der Ulcusperforation wäre nach *Mandl* daran zu denken, daß man einer Übernähung, falls wegen schlechten Allgemeinzustandes eine

Resektion nicht mehr durchführbar ist, eine Vagotomie hinzufügt, um damit einen zweiten Eingriff unter Umständen überflüssig zu machen.

W. Brunner führte bei zwei Patienten mit freier Geschwürsperforation mit der Übernähung gleichzeitig die Vagotomie durch. Beide Patienten verstarben. Kontraindiziert ist die Vagotomie bei Hochdruck. *Denk* ist in der Anzeigestellung zur Vagusresektion noch sehr zurückhaltend, da derzeit niemand weiß, welche Folgen nach der Vagusresektion später auftreten können. *Von Haberer* lehnt die Vagotomie aus denselben Gründen ab, da die Resektion, deren Technik auf einen hohen Stand gebracht wurde, unter Mitnahme des Ulcus das sicherste Verfahren in der Behandlung des Geschwürsleidens ist. *Finsterer* ist der Ansicht, daß die Vagotomie wegen des Verschwindens der Hyperacidität vielleicht doch öfters zu versuchen sein wird. *Rosenauer* tritt für die Vagotomie nur beim sogenannten komplizierten Ulcus ein, da die Mortalität bei der Resektion hier eine wesentlich höhere ist als beim unkomplizierten und mit der Vagotomie bei diesen Ulcera gute Resultate erzielt werden können.

Von den Autoren, die der Vagusresektion skeptisch gegenüberstehen, sei *Lahey* genannt; er meint, die Vagusresektion sei für das Herz nicht gleichgültig und die postoperative Atonie sei äußerst unangenehm; eine strikte Indikation sei nur bei Ulcus pepticum jejuni gegeben. *W. Walters*, der Magenchirurg der Mayo-Klinik, lehnt die Vagusresektion beim Ulcus ventriculi ab. Beim Ulcus duodeni wendet er sie kombiniert mit der G. E. an.

Eine bemerkenswerte Stellungnahme stammt von *Healy* und *Sauer* aus dem Jahre 1949; die beiden Chirurgen waren nicht in der Lage, die ermutigenden Nachrichten anderer Autoren in bezug auf die Erfolge der transthorakalen Vagotomie allein zu bestätigen. „Bei 50 Fällen war ein Todesfall in der Serie. Über eine Periode von sechs bis 30 Monaten wurden bei sämtlichen Fällen mehrmalige sorgfältige Nachuntersuchungen durchgeführt; die Ergebnisse waren folgende: ausgezeichnet 18%, gut 36%, mäßig 12%, schlecht 34%. Bei 10% der Mißerfolge machte eine durch nichts beherrschbare Atonie in der ersten postoperativen Zeit einen weiteren chirurgischen Eingriff notwendig. Die restlichen 24% waren Mißerfolge infolge des Wiederauftretens der Geschwürssymptome von früher. Neun von siebzehn Mißerfolgen erforderten später eine nachfolgende Resektion oder G. E. In 22% der Rezidive kam es in der nachfolgenden Periode zu einer Blutung. Wenn auch die Zeit für die Nachuntersuchungen zu kurz ist, um einen endgültigen Schluß zu ziehen, so resultiert doch aus dem relativ hohen Prozentsatz von Mißerfolgen, daß die Indikation für die Behandlung des peptischen Geschwürs eine klare sein muß und daß ihr scharfe Grenzen gezogen sein müssen. Bei einem Vergleich dieser geringen Erfolge mit den günstigen Erfolgen anderer Autoren muß festgestellt werden, daß letztere häufig mit der Vagotomie eine G. E. verbinden. Es ist allgemein bekannt, daß die G. E. allein ausgezeichnete Erfolge hinsichtlich der Frühresultate ergibt, aber die Dauer des guten Erfolges ist umgekehrt proportional der Länge der nachfolgenden Periode. So muß ein Patient für den zweifelhaften Erfolg der Vagotomie das Risiko der Mortalität, die zwar klein, aber sicher vorhanden ist, und die unglückliche Aussicht, daß die Befreiung von den Geschwürsbeschwerden keineswegs gesichert ist, wählen. Außerdem muß er noch die unangenehmen Symptome der Magenatonie ertragen. So sehen wir, daß die Vagotomie sogar in besonders sorgfältig ausgesuchten Fällen sich nicht in solcher Zahl der Fälle als erfolgreich erwiesen hat, um eine allgemeine Anwendung derselben zu rechtfertigen. Trotz der niedrigen perzentuellen operativen Mortalität sind die Mißerfolge zu häufig und die Morbidität nach der Vagotomie zu ernst, um ihre Anwendung anstatt anderer erfolgreicher Eingriffe zu empfehlen."

Zusammenfassend kann gesagt werden, daß die Vagusresektion von allen Autoren nur beim Rezidivulcus und beim nicht komplizierten Ulcus pepticum jejuni nach Magenresektion als Methode der Wahl angesehen wird. Ansonsten ist die Anwendung der Vagotomie in der Behandlung des Magen-Duodenalgeschwüres an Stelle der Resektion umstritten. Die Vagotomie befindet sich immer noch im experimentellen Stadium und es wäre weder nützlich noch klug, bereits jetzt über eine vorläufige Anzeigestellung hinauszugehen oder sogar die endgültige Rolle der Vagotomie im Behandlungsplan des Ulcus vorauszusagen. Die allgemeine Stellungnahme und unser eigener Standpunkt zur Frage der Vagotomie ist daher zurückhaltend und abwartend.

III. Ulcus pepticum jejuni und Rückfallgeschwür nach B I.

Das Ulcus pepticum jejuni stellt eine der schwierigsten, wenn nicht überhaupt die schwerste Komplikation der Eingriffe wegen Ulcus ventriculi et duodeni dar. Sie ist geradezu der Prüfstein unserer Operationen beim Ulcusleiden. Die Entwicklung der Ulcuschirurgie zeigte, daß gewisse Methoden, besonders die palliativen Verfahren, wie unilaterale Pylorusausschaltung, Gastroenterostomie, Resektion zur Ausschaltung, wenn nicht die exakte Ausschneidung des Pylorusschleimhautzylinders erfolgt, mit einem gewissen, je nach der Methode hohen Prozentsatz von Ulcus pepticum jejuni belastet sind. Die Tatsache, daß das Ulcus pepticum jejuni trotz verschiedener zu seiner Ausrottung an einem Patienten ausgeführter Eingriffe rezidivieren kann, hat zur Aufstellung des Begriffes vom „unheilbaren Ulcus" geführt. *Von Haberer* konnte zeigen, daß die Unheilbarkeit nicht am Ulcus liegt, sondern durch unzweckmäßige Eingriffe bedingt ist. Das gleiche gilt von den Nachkrankheiten oder Beschwerden nach Magenresektionen überhaupt, denen das Ulcus pepticum jejuni als schwerste Form zuzuzählen ist.

Die ersten Mitteilungen von postoperativen Ulcera peptica jejuni erfolgten durch *Berg* am Nordischen Chirurgenkongreß 1897 und *Braun* am Deutschen Chirurgenkongreß 1899. *Braun* berichtete damals über einen Fall, bei dem elf Monate nach Anlegen einer G. E. die tödliche Perforation durch ein postoperatives Ulcus pepticum jejuni hervorgerufen wurde. *Weydler* aus der Klinik *de Quervain* berichtete von einer Mortalität von 40% beim Ulcus pepticum jejuni und zog daraus den Schluß, daß die „Prophylaxe alles und die Therapie nichts ist." Aus diesem Grund stand frühzeitig die Frage über Ursachen und Verhütung des Ulcus pepticum jejuni im Vordergrund des Interesses. Kurz erwähnt sei das Auftreten von primären Jejunalgeschwüren, worüber *Leotta, Bryan, Schwarz, Schmilinsky* u. a. berichteten. Auch über die Natur dieser, primär im Dünndarm auftretenden Geschwüre bestehen verschiedene Ansichten. Spezifische Geschwüre werden von den meisten Autoren ausgeschlossen. *Leotta* und *Bryan* sind eher der Ansicht, daß es sich bei diesen hochsitzenden primären Geschwüren um peptische oder tryptische Ulcerationen handelt. Bei zwei Fällen von primären Geschwüren im Jejunum, die *Leotta* aus der Literatur sammelte, ließ sich eine Ähnlichkeit mit den gewöhnlichen Magen- und Zwölffingerdarmgeschwüren nachweisen. Es gilt als sicher erwiesen, daß im Dünndarm, außerhalb des Bereiches der *Payer*schen Plaques und Solitärfollikel Geschwüre auftreten, die durch reine Nekrobiose, ohne Entzündungserscheinungen, analog den Magen- und Zwölffingerdarmgeschwüren auftreten können. Zu erwähnen ist ferner das Ulcus pepticum innerhalb eines *Meckel*schen Divertikels auf Grund heterotoper Magenschleimhaut. Genau wie das Ulcus des Magens oder Duodenums kann auch dieses zur profusen Blutung wie auch zum freien Durchbruch und Peritonitis führen. In Anlehnng an die pathogenetischen Erklärungsversuche des Ulcus ventriculi und duodeni überhaupt sind verschiedene Theorien für die Entstehung des postoperativen Jejunalulcus entstanden, so:

1. Die mechanische Theorie.

Für die Entstehung des Ulcus pepticum jejuni wurden zuerst Mängel des Operationsverfahrens oder der Operationstechnik verantwortlich gemacht. Hierher gehören der Klemmendruck, bei der Anwendung von Magen- und Darmklemmen, die Verwendung von Seidenfäden für die inneren Nahtreihen, die Sporenbildung oder zu enge und zu weite Anastomosenöffnungen, sowie die mechanische Schädigung durch Speisenreste. Der Klemmdruck ist sicherlich nur dann als Ursache anzusehen, wenn der Darm dadurch wirklich geschädigt wird, sonst ist die Anwendung von Klemmen, wie auch im Tierexperiment erwiesen wurde, gefahrlos. Dafür spricht, daß auch nach Operationen, bei denen keine Darmklemmen angelegt wurden, das Auftreten von Ulcus pepticum jejuni beobachtet werden konnte. Es ist heute selbstverständlich, daß nur geeignete, weiche Darmklemmen verwendet werden, die keine mechanische Schädigung hervorrufen. Die Verwendung von Seidenfäden für die inneren Nahtreihen wurde auch als Genese für die Entstehung des Ulcus pepticum angeführt. So konnten *Denk, v. Haberer* u. a. in einigen Fällen Seidenfäden im Ulcusgrund nachweisen. Aus diesem Grund wird heute auch nur mehr Catgut und ähnliches Material für die inneren Nahtreihen verwendet. Eine bedeutende Rolle wurde auch der mechanischen Wirkung zugesprochen, die die Nahrung beim Austritt aus dem Magen auf die Dünndarmschleimhaut ausübt. Durch die Kontraktion des Magens öffnet sich die G. E., dadurch kann die der G. E. gegenüberliegende Darmwand sporenartig eingezogen werden, durch den Mageninhalt kann so eine Abscheuerung des Epithels hervorgerufen werden und zum Ulcus führen. *Von Haberer* ist eher der Ansicht, daß das Auffallen des Mageninhaltes auf die der G. E. gegenüberliegende Dünndarmschleimhaut eine gewisse mechanische Schädigung herbeiführt. Es würde dadurch nicht nur die häufigste Lokalisation des Ulcus pepticum jejuni, sondern auch eine Übereinstimmung mit der Ansicht *Aschoffs* (über das an der kleinen Kurvatur des Magens am häufigsten auftretende Ulcus) festzustellen sein. Dazu kommt noch die häufig nach der Operation auftretende raschere Magenentleerung, welche nicht selten als „Sturzentleerung“ erfolgt. *Von Mikulicz-Tiegel* berichten dagegen von einem zwei Monate alten Säugling, bei dem wegen angeborener Pylorusstenose eine G. E. angelegt wurde und bei dem sich nach zwei Monaten ein Ulcus pepticum jejuni entwickelte, ohne daß der Patient irgendwelche feste Nahrung erhielt. *Blond* hat angenommen, daß das Ulcus pepticum jejuni durch spastische Kontraktion des Magens und die dadurch bedingte Incarceration des Dünndarmes in die Magenwand zustande komme. Ob die Invagination nicht auch durch das Einziehen der Dünndarmschlinge in die G. E.-Öffnung Blutungen und Läsionen hervorrufen und so zu einem Ulcus pepticum jejuni führen kann, wurde ebenfalls erwogen *(Kopp)*. Nach *Steber, Brun* und *Blond* spielt die spastische Kontraktion des Magens und die dadurch bedingte Invagination des Dünndarms in der Genese eine Rolle und sie fordern dazu auf, dem Ablauf der motorischen Vorgänge an der G. E.-Stelle besondere Beachtung zu schenken. *Angerer* sieht eher in der schlechten Verschieblichkeit der Schleimhaut auf der Unterlage im Bereich der Anastomose eine Entstehungsursache. Sicherlich muß die mechanische Schädigung so stark auf die Jejunalschleimhaut eingewirkt haben, daß dieselbe durch die verdauende Kraft des Magensaftes angegriffen werden kann und so die Entstehung eines Ulcus pepticum jejuni möglich wird.

2. Die chemische Theorie.

Eine bedeutende Rolle für die Entstehung des postoperativen Ulcus pepticum kommt der chemischen Genese zu. Ohne die verdauende Wirkung ist sicherlich kein peptisches Geschwür möglich oder wie *Schwarz* sagt: „Wo kein Magensaft hinkommt, gibt es kein Ulcus pepticum jejuni." Wenn für die Entstehung des gewöhnlichen Ulcus der hyperacide Magensaft neben anderen Ursachen verantwortlich gemacht wird, warum sollte er dann beim Ulcus pepticum jejuni, besonders bei Fehlen der Neutralisation durch das Leber- und Pankreassekret, die Andauung der Jejunalschleimhaut nicht hervorrufen können? Nach *Kalk* kann mit Sicherheit gesagt werden, daß das Ulcus pepticum jejuni um so häufiger auftritt, je weniger es durch die erste Operation gelingt, die Säuresekretion zu unterdrücken. Das Ulcus pepticum jejuni kann jedoch auch bei Norm-, Sub- oder sogar bei Anacidität vorkommen. So konnte *Breitner* über den seltenen Fall eines postoperativen Jejunalgeschwürs nach vorangegangener Operation nach der Methode B II wegen eines Magenkrebses berichten. Daß der Magensaft bei einem bestimmten Gehalt an HCl das Optimum der Verdauungskraft besitzt, ist aus der Physiologie hinreichend bekannt. *Schur und Plaschkes* betonen aber, daß Pepsin auch bei niedrigem Säuregrad wirksam bleibt. Grundlegende Arbeiten über die Magensaftsekretion verdanken wir *Pawlow* und seiner Schule, die in den Untersuchungen zu dem Ergebnis kamen, daß die Magensaftsekretion in zwei Phasen erfolgt. Die erste Phase wird von den Fundusdrüsen geliefert und durch psychischen Reiz auf nervösem Wege (Vagus) hervorgerufen. Bei normalen anatomischen Verhältnissen kommt die zweite Phase hinzu, die vom Antrum und Pylorus aus angeregt wird. Die Sekretion bei der zweiten Phase erfolgt natürlich auch von den Fundusdrüsen. Nach Resektion des Antrums hätte nur die zweite Phase entfallen müssen, bei Mensch und Tier bleibt aber auch die Sekretion der ersten Phase aus. *Otto Löwy* konnte durch Versuche am Herzmuskel bei Vagusreiz die Entstehung eines Vagusstoffes feststellen und so die wirksame Substanz, welche die Vagusleitung bewirkt, sowie den Acceleranzstoff, der bei Reizung des Sympaticus entsteht, darstellen. So können wir bei der ersten Phase annehmen, daß der Appetitsaft auf dem Wege des Vagus erzeugt wird und daß auch hier die Vaguswirkung auf die Fundusdrüsen auf hormonalem Wege durch einen Vagusstoff erfolgt. Wenn daher der hier wirksame Stoff, nach *Edkins* das Gastrin, mit Histamin, dem kräftigen und vagotropen Gewebshormon, identisch ist, so ist die Erklärung für den vollständigen Sekretionsausfall gegeben. Der psychische Magensaft muß, da er durch Vaguswirkung zustande kommt, eben auch auf die Gastrinsekretion bezogen werden. Er kommt daher in Wegfall, wenn die Erzeugungsstelle fehlt, bleibt aber bestehen, wenn Antrum und Pylorus ausgeschaltet ist. Daraus ist auch der große Unterschied in der Häufigkeit des Auftretens von Ulcera peptica jejuni bei der Entfernung oder bloßen Ausschaltung des Antrums bei Magenoperationen gegeben. Die Antrumresektion würde nach dieser Ansicht nicht die direkte Reaktion, das heißt in diesem Fall die Sekretion der Fundusdrüsen auf Gastrin, bzw. Histamin behindern, sondern nur die Erzeugung dieser Stoffe hemmen und so die Vaguswirkung stören. Aus diesem Grunde ist die Histaminprobe auch nicht geeignet, den Ausfall der Antrumschleimhaut anzuzeigen. *Schur* konnte mit *Lorenz* einen Parallelismus zwischen der Größe des Antrumrestes und der Acidität, sowie dem Auftreten von Ulcus pepticum jejuni konstatieren. *Schmidt,* welcher genaue Bestimmungen am nach *Pawlow* isolierten kleinen Magen, bei gleichzeitiger Ausführung der verschiedenen Operationen, vorgenommen hat, stellte fest, daß bei völliger Ausschaltung des ganzen Antrums eine erhebliche Verstärkung der Salzsäureproduktion zustandekommt. *Straaten* konnte in Tierversuchen zeigen, daß nach Entfernung des Pylorus und des übrigen, Pylorusdrüsen tragenden Magenanteiles keine hohen Säurewerte mehr auftreten können. Es ist daraus ersichtlich, daß bei vollkommener Entfernung aller Pylorusdrüsen weder psychisch, noch reflektorisch, hohe Säurewerte entstehen können. Hohe Säurewerte konnten jedoch dann bei der ersten Phase ausgelöst werden, wenn ein Pylorusdrüsenrest zurückgelassen wurde. An Hand dieser Versuche wird es daher verständlich, daß bei der Resektion zur Ausschaltung, wenn die Pylorusdrüsen zurückbleiben, häufig ein Ulcus pepticum jejuni auftritt. Damit stimmt überein, daß bei Resektion des Antrums bis über den Pylorus hinaus selten ein Jejunalgeschwür gesehen wird. Weiters muß jedoch bemerkt werden, daß die nach Probefrühstück festgestellte Anacidität beim Ulcus pepticum jejuni keinen Beweis für das Fehlen freier Salzsäure gibt, sondern daß in allen diesen Fällen (*Borges* und *Kalk*) nach einer gewöhnlichen Mahlzeit immer freie Salzsäure bis zur Hyperacidität (Klettertypus) durch fraktionierende Ausheberung festgestellt werden konnte. Obwohl der Magensaft auf die ungewohnte Jejunalschleimhaut einwirkt, so sehen wir doch zumeist kein Auftreten von Ulcus pepticum jejuni und wir dürfen weiterhin annehmen, daß eine weitere schädigende Noxe hinzukommen muß, damit eben ein Ulcus pepticum jejuni entsteht. Abschließend kann gesagt werden, daß die Einwirkung des Magensaftes auf die Jejunalschleimhaut nicht genügt, um ein Ulcus pepticum jejuni hervorzurufen, doch muß allgemein anerkannt werden, daß nur dort ein peptisches Geschwür auftritt, wo der Magensaft hingelangt.

3. Die Zirkulationsstörung.

Sicherlich können Ernährungsstörungen durch mangelhafte Durchblutung oder Hämatome hervorgerufen werden, dadurch zur Schädigung der Schleimhaut und in weiterer Folge zu Ulcus pepticum jejuni führen. Als Ursache kommen Quetschungen durch Klemmen, sowie Knickung oder Kompression des Mesenteriums, der Anastomoseschlinge, sowie Gefäßerkrankungen in Frage (*v. Eiselsberg, v. Haberer, Exalto*). Auch der Druck von benachbarten Organen, sowie das Quercolon können solche Störungen in der Ernährung der Anastomosestelle hervorrufen. Sicherlich spielen diese Faktoren in der Genese des Ulcus pepticum jejuni bisweilen eine Rolle, da dadurch ein Locus minoris resistentiae geschaffen wird, besonders wenn diese Stelle der verdauenden Kraft des Magensaftes ausgesetzt ist. Die stärkste Stütze dafür, daß an den Läsionen die peptische Verdauung beteiligt ist, liegt aber nach *v. Bergmann* darin, daß wir sie nur dort finden, wo saurer Magensaft hinkommt.

4. Die neurogene Theorie.

Ähnlich wie für das Ulcus des Magens und Zwölffingerdarmes wird auch eine neurogene Ursache für die Entstehung des Ulcus pepticum jejuni verantwortlich gemacht. *Richter* ist einer der ersten Vertreter dieser Ansicht. Er hält den Pylorusspasmus für eine mögliche Ursache des Ulcus pepticum jejuni, *v. Haberer* und *Gosset* vertraten auch die Ansicht, daß der Pylorus auf irgendeine, noch nicht näher bekannte Art an dem Auftreten eines Ulcus pepticum jejuni mit Schuld sei und legen daher großen Wert auf die Entfernung des Pylorus zur Verhütung eines Ulcus pepticum jejuni. *Hohlbaum* bezeichnet das Ulcus jejuni als das sogenannte neurotische Jejunalgeschwür und ist der Ansicht, daß die Ursache desselben Störungen des vegetativen Nervensystem seien. Von der Narbe des primären Ulcus sollen angeblich Impulse zu den nervösen Zentren fließen und so als chronische Reizquelle zum Ulcus pepticum jejuni führen. Das seltene Auftreten des Jejunalgeschwürs nach der Pylorusresektion ist auch nach *Denk* ein Zeichen, daß der Pylorus auf reflektorischem Wege bisweilen das postoperative Jejunalgeschwür bei seiner Entstehung begünstigt, ganz besonders aber dann, wenn ein Ulcus oder eine Ulcusnarbe juxtapylorisch vorhanden ist. *Mandl* hingegen findet in 50% der von ihm als chirurgisch unheilbar bezeichneten Ulcusfälle bei der Röntgenuntersuchung einen Cardiospasmus, der auf eine Übererregbarkeit der Mageninnervation oder auf eine Magennervenneuritis zurückzuführen sei, welche sowohl die Gastroenterostomie unwirksam macht, als auch trotz wiederholter Operationen, entweder im Resektionsmagen Rezidive oder aber Jejunalgeschwüre entstehen läßt. *Stierlin* vertritt die Ansicht, daß das Magengeschwür mit autochthonen, krampfartigen Kontraktionen der Magenwand oder einem Spasmus der Mucosaarterien zusammenhängt. Diese, zunächst nur für das Magengeschwür, aufgestellten Theorien sind für das Ulcus jejuni gleicherweise anwendbar *(Denk)*. *Magnus* konnte an isolierten Muskelschichten der Darmwand lebhafte Spontanbewegungen beobachten, wenn sie mit dem *Auerbach*schen Plexus in Verbindung geblieben waren. Es können daher im Jejunum, sowohl durch den Splanchnicus, als auch durch den *Auerbach*schen Plexus allein, Kontraktionen der Muscularis mucosae oder aber Angiospasmen ausgelöst werden. Die dadurch hervorgerufene Anämie könnte als Grund für die Verdauung an dieser Stelle gelten. Derartige Reize auf das Nervensystem können auch vom zurückgelassenen Ulcus oder von einer Ulcusnarbe ausgehen. Zusammenfassend läßt sich über die neurotische Genese des Ulcus pepticum jejuni sagen: diese ist wie die neurotische Ätiologie des Magenulcus noch vielfach umstritten. Möglicherweise ist aber ein Zusammenhang zwischen dem Ulcus pepticum jejuni und einem konstitutionell oder reflektorisch gesteigerten Tonus im Ausbreitungsgebiete verschiedener Nervensysteme festzustellen.

Von Eiselsberg hat als erster auf die Bedeutung des adenoiden Gewebes im Dünndarm als Lieblingssitz für die Geschwürsentstehung hingewiesen. *Stierlin* konnte im Tierexperiment an solchen Stellen Ulcera, an welchen eine Anhäufung von Lymphfollikeln vorhanden war, bemerken. Daß bestimmte Fermente auf dem Blutwege den einzelnen Geweben zugeführt werden und so die Schleimhaut vor der verdauenden Wirkung des Magensaftes schützen, ist keineswegs als feststehend zu betrachten.

Zur Entstehung des Ulcus pepticum jejuni ist primär eine Schädigung der Jejunalschleimhaut ein wesentlicher Faktor, sekundär wird dann die geschädigte Stelle durch wirksamen Magensaft angedaut und die Ulcusbildung ausgelöst. Bei der Entstehung des Ulcus pepticum jejuni spielen sicher mehrere Faktoren eine Rolle, die glücklicherweise erst dann zum Ulcus führen, wenn sie gemeinsam auf den Darm einwirken können. Die durch irgendwelche Ursachen so geschädigte Jejunalschleimhaut kann bei vorhandener Ulcusdisposition auch dann vom Magensaft angegriffen werden, wenn er nicht abnorme Säurewerte aufweist.

Von größter Bedeutung ist für das Ulcus pepticum jejuni die Prophylaxe durch die Auswahl der Operationsmethoden, welche primär bei der chirurgschen Behandlung des Ulcus zur Anwendung kommen sollen.

Die Praxis hat bewiesen, daß die unilaterale Pylorusausschaltung nach *v. Eiselsberg,* bei der die höchste Belastung 70 bis 17%, nach *Ringel* im Durchschnitt ungefähr 44%, sich aus den oben angeführten Gründen nicht bewährt hat. Die Resektion zur Ausschaltung, bei nicht resezierbarem Ulcus duodeni, ohne Ausschälung des Schleimhautzylinders, ist mit fast einer ebenso hohen Zahl von Ulcus pepticum jejuni belastet, so daß *v. Haberer* diese Methode nur als Notoperation gebraucht, bei alten Leuten aber die G. E. vorzieht. Bei der Resektion zur Ausschaltung, nach Ausschälung des Schleimhautzylinders, sind gute Erfolge erzielt worden, wenn technisch möglich, ist ihr aber die Radikaloperation vorzuziehen. Bei der G. E. sehen wir auch das Auftreten eines Ulcus pepticum jejuni häufiger als nach der Resektion. Es ist demnach die G. E. allein ebenfalls nur als Notoperation zu betrachten.

5. Das klinische Bild.

Die klinischen Erscheinungen gleichen zumeist denen des vorangegangenen Ulcus und die Diagnose ist nach *v. Haberer* leicht, wenn man daran denkt. Häufig treten Schmerzen auf, die ungefähr ein bis zwei Stunden nach dem Essen beginnen, oft wird auch ein sogenannter Frühschmerz beobachtet. Charakteristischer für das Ulcus pepticum jejuni ist die Lokalisation des Schmerzes. Nach *Kalk, Zukschwerdt* und anderen, wird er regelmäßig im linken Oberbauch lokalisiert, manchmal geben die Patienten aber auch den Sitz der Beschwerden links von der Nabelgegend an. Eine Periodizität der Beschwerden, wie beim Ulcus ventriculi oder duodeni, wird beim Ulcus pepticum jejuni sehr selten beobachtet. Erbrechen tritt besonders dann auf, wenn der Sitz des Geschwürs am Anastomosenring eine Stenose verursacht. Häufig klagen die Patienten auch über Sodbrennen und saures Aufstoßen. Obstipation, sowie Blut im Stuhl kann in vielen Fällen beobachtet werden. Über die Veränderung des

Stuhls bei Auftreten einer Magen-Jejunum-Colonfistel wird später noch eingehend gesprochen werden.

Der Allgemeinzustand des Patienten, der durch das vorangegangene Ulcus und die Operation meist schon reduziert ist, wird durch das Auftreten eines Ulcus pepticum jejuni noch stärker beeinträchtigt. Die Röntgenuntersuchung ergibt nicht immer eine deutliche Geschwürsnische, in manchen Fällen nur eine spastische oder durch Adhäsionen bedingte Verziehung der Anastomose. Das Ulcus pepticum jejuni tritt bei Männern weit häufiger auf, als bei Frauen und ist am häufigsten zwei bis sechs Jahre nach der ersten Operation zu bemerken. Es wurde aber auch bereits durch *v. Haberer* ein Fall berichtet, bei dem 40 Jahre nach einer Gastroenterostomie ein Ulcus pepticum jejuni auftrat. Dem gegenüber stehen drei Wochen als unterste Grenze für das Auftreten, so daß der Patient praktisch nie beschwerdefrei war. Die häufigste Lokalisation befindet sich an der, der Anastomose gegenüberliegenden Jejunalschleimhaut oder am Anastomosenring selbst mit Übergreifen auf die Magenschleimhaut. Zuweilen kommen auch einzelne oder multiple Ulcera peptica jejuni 1 bis 2 cm unterhalb der Anastomose in der abführenden Schlinge und sehr selten in der zuführenden Schlinge vor. Die Geschwüre zeigen, wie das primäre Geschwür am Magen und Duodenum, teils den Charakter des oberflächlichen peptischen Geschwürs, teils zeigen sie aber auch schon frühzeitig callöse Beschaffenheit. Zum Unterschied vom Magen-Duodenalgeschwür besitzt das Ulcus pepticum jejuni eine ganz besonders geringe Heilungstendenz und eine außerordentliche Neigung zur Penetration.

6. Die Komplikationen.

Bei den Komplikationen unterscheiden wir das Anschwellen zum Ulcustumor, mit oder ohne Einbeziehung des Colons, die Blutung, die Perforation und maligne Degeneration. Blutungen aus dem Ulcus pepticum jejuni sind zumeist profus. Weit häufiger wäre als weitere Komplikation die freie oder gedeckte Perforation zu nennen. Bei der freien Perforation kommt es zu den gleichen Symptomen, wie bei der freien Ulcusperforation. Die freie Perforation eines Ulcus pepticum jejuni betrifft vorwiegend Fälle von vorderer Gastroenterostomie, sie kann aber auch bei der hinteren Gastroenterostomie bzw. bei retrocolischem B II auftreten. Für die Behandlung des frei perforierten Ulcus pepticum jejuni gelten dieselben Grundsätze, wie für das perforierte Ulcus ventriculi oder duodeni. Falls es der Allgemeinzustand, sowie die für das gewöhnliche perforierte Ulcus geltenden Grundsätze erlauben, ist nach Möglichkeit die Radikaloperation anzustreben. *Spath* (1930) konnte über einen Fall von perforiertem Ulcus pepticum jejuni nach vorderer G. E. und *Braun*scher Anastomose berichten, bei dem es sieben Monate nach der ersten Perforation zur Perforation des Ulcus pepticum jejuni kam. Es bestand ein linsengroßes Loch in der Mitte der Vorderwand der zur Gastroenterostomie dienenden Jejunumschlinge. Nach Resektion des Magens, der Gastroenterostomie und des Duodenums mit der Ulcusnarbe der Vorderwand war die Ausführung eines B I bei gesunder Hinterwand des Duodenums möglich. Der Patient ist seit zwanzig Jahren völlig beschwerdefrei. Sollte aber, infolge des schlechten Allgemeinzustandes des Patienten der konservative Weg, das ist die Übernähung gewählt werden müssen, so ist es besser das Anlegen einer G. E. zu unterlassen, weil sie wieder ein Ulcus pepticum jejuni nach sich ziehen kann, und die Entlastung der Naht durch eine Jejunostomie nach *v. Eiselsberg* durchzuführen. In diesem Falle ist jedoch, nach Erholung des Patienten, die Radikaloperation zu einem späteren Zeitpunkt angezeigt. Auch dabei kommt es, wie ein von *Schwarz* mitgeteilter Fall zeigt, bei dem die Perforation eines Ulcus pepticum jejuni bereits drei Tage zurücklag und radikal operiert werden konnte, vor allem auf den Allgemeinzustand an. Auch *Kunz* konnte bei zwei Fällen — ein Fall war bereits vor 22 Stunden perforiert —, radikal operieren. Die *gedeckte* Perforation ist seltener als die freie und je nach den anatomischen Verhältnissen, die bei der vorangegangenen Operation geschaffen wurden, ist sie in die vordere Bauchdecke oder in die benachbarten Organe möglich. Die Magen-Jejunum-Colonfistel wird dabei häufig beobachtet und stellt neben der tödlichen Arrosionsblutung genau wie die freie Perforation, eine für den Patienten letale Komplikation dar, da sie ohne operativen Eingriff durch Inanition bald zum Tod führt. Die Magen-Jejunum-Colonfistel entsteht, wenn ein an der G. E. gelegenes Ulcus pepticum jejuni in das Colon transversum durchbricht. Dadurch entsteht eine Verbindung zwischen Magen-Jejunum-Colon und die Speisen können zum Teil direkt in das Colon treten und unverdaut abgehen, zum Teil in die Jejunumschlinge sich entleeren und den gesamten Dünndarm passieren. Es kann aber auch ein Ulcus pepticum jejuni, das in der zuführenden Anastomosenschlinge gelegen ist, durchbrechen und es wird nur bei retrograder Füllung der Jejunuminhalt direkt in das Colon transversum entleert werden. Wenn dagegen ein in der abführenden Schlinge gelegenes Ulcus pepticum jejuni ins Colon transversum durchbricht, so müßte theoretisch der ganze, oder wenigstens der größte Teil der Nahrung unverdaut abgehen. Wir wissen aber, daß die G. E. und die Enteroanastomose von Speisebrei fast nicht benützt werden, wenn nicht distal davon eine Stenose vorhanden ist. Die Magen-Jejunum-Colonfistel führt dann in kurzer Zeit durch die durch Lienterie und Diarrhöen bedingte Inanition zum großen Gewichtsverlust (20 bis 30 kg) und endigt letal, besonders dann, wenn sie der G. E. gegenüber liegt. Die klinischen Erscheinungen der Magen-Jejunum-Colonfistel sind hauptsächlich, wie bereits erwähnt, fäkulentes Aufstoßen, Koterbrechen, ohne Zeichen eines bestehenden Ileus, unstillbare Diarrhöen, Lienterie und starker Gewichtsverlust. Zur Sicherstellung der Diagnose kann eine per Rectum eingeführte Methylenblaulösung, die sich infolge der abnormen Kommunikation durch Magenausheberung im Magen feststellen läßt oder aber durch die Röntgenuntersuchung vorgenommen werden. Diese Komplikation war in einem bestimmten Zeitraum nicht allzu selten und *Kotzoglue* konnte 1929 bereits über 117 Fälle, *Langemeyer* 1938 über 122 bei 43 Autoren berichten. Der Prozentsatz der Magen-Jejunum-Colonfistel bei den durch die Operation sichergestellten Fällen liegt zwischen 2 und 12%. *Von Haberer* berichtet bei 260, wegen Ulcus pepticum jejuni operierten Fällen, über 31 Magen-Jejunum-Colonfistel, das sind fast 12%, *Finsterer* unter 256 operierten Fällen 26 Magen-Jejunum-Colonfisteln (10%). Die Magen-Jejunum-Colonfistel wird hauptsächlich bei Männern beobachtet. Das Auftreten wurde zwischen fünf und 40 Jahren nach der ersten Operation beobachtet. Die Prognose ist ernst und eine Heilung ohne Operation unmöglich. Es kann allerdings sein, daß das Geschwür nach solchen Durchbrüchen abheilt und eine Fistel weiter besteht, so daß man bei der Operation vollkommen glatte, schleimhautbedeckte Fistelränder findet. Die gute Entleerungsmöglichkeit, die durch die Perforation erzielt wurde, ist nach *Denk* die Ursache für diese Heilungstendenz.

Eine wirkliche Heilung eines Ulcus pepticum jejuni ist nur auf dem operativen Wege möglich. Bereits 1913 hat *v. Haberer* die Radikaloperation empfohlen, die, wenn eine G. E. vorausgegangen ist, die Resektion des die Gastroenterostomie tragenden Magenabschnittes und auch peripher bis über den Pylorus hinaus reichend und im Falle einer Ausschaltungsoperation die Entfernung des ausgeschalteten Magenteiles mit einbeziehen muß. Der gleiche Grundsatz gilt für *v. Haberer* auch für die Komplikation eines Ulcus pepticum jejuni, der nur die Perforation und die Arrosionsblutung überzuordnen sind. Bei radikaler Operation der Magen-Jejunum-Colonfistel soll die Resektion des Magens samt Pylorus bis über die Magen-Darm-Anastomose hinaus, im Falle einer Ausschaltungsoperation auch die Resektion des ausgeschalteten Teiles und endlich die Resektion des fisteltragenden Colonabschnittes ausgeführt werden. Die Neigung zum Rezidiv-Ulcus-pepticum-jejuni schwindet nicht, wenn die Resektion noch so radikal den Magenstumpf verkleinert, solange der ausgeschaltete Pylorusabschnitt nicht entfernt wird. Zu gleichen Ergebnissen wie *v. Haberer* ist auch *Nordmann* (1939) gekommen. *Nordmann* verlor von 54 Resektionen zur Ausschaltung mit Exzision der Schleimhaut neun Fälle, weil durch Rückstauung von Pankreassaft und Galle es zu einer Selbstverdauung des Stumpfes kam, während von 79 Resektionen zur Ausschaltung ohne Exzision der Schleimhaut keiner verstarb. Wenn bei diesen letzteren Fällen auch ein Ulcus pepticum nicht sicher diagnostiziert werden konnte, so meldeten doch mehrere Kranke wieder Beschwerden, die klinisch den Eindruck eines Ulcus pepticum jejuni erwecken mußten. Daher wählt auch *Nordmann* wie *v. Haberer* den Ausweg: bei Patienten mit geringen Säurewerten und fehlender Gastritis, bei alten Patienten und Stenose die Gastroenterostomie auszuführen. Sind die Säurewerte hoch, besteht starke Gastritis, so reseziert *Nordmann* im Pylorus, geht unter Umständen durch das Ulcus hindurch, wenn dies nicht möglich ist, bleibt das Ulcus zurück. Damit aber ist das Streben nach radikaler Resektion ausgedrückt, wodurch es zur Mitnahme des ganzen Antrum kommen muß. Die Feststellung solcher Tatsachen erscheint bedeutungsvoll, weil bei Ausführung der Resektion der von *v. Haberer* immer betonte radikale Standpunkt, d. h. unter Mitnahme des Ulcus die Resektion von Pylorus und gesamten Antrum (Pylorusschleimhautbereiches) im Sinne der besten Prophylaxe gegen eventuell folgende Komplikationen von seiten des zurückgelassenen Geschwürs oder der entzündlichen Narbe und gegen das Ulcus pepticum jejuni gewahrt bleiben muß. Die Kunst der Resektion des Ulcus, wenn nicht absolute anatomische Gründe dies verhindern, muß gewahrt bleiben und muß immer wieder erlernt werden. Es wäre falsch und auch gegen den von *Finsterer* bei der Mitteilung der Methode der Resektion zur Ausschaltung aufgestellten Grundsatz gehandelt, die eben nur für das nichtresezierbare Geschwür angegeben wurde. Mit anderen Worten, operable Ulcera sollen reseziert, aber nicht ausgeschaltet werden. Denn der durch die Ausschaltungsresektion angestrebte Erfolg ist möglich, aber nicht sicher. Aus diesem Grunde wurden, wie bereits erwähnt, für das schwer resezierbare Ulcus und für die Versorgung solcher Duodenalstümpfe, verschiedene technische Verfahren beschrieben. Wird dabei durch das Ulcus hindurch reseziert und fällt der Pylorus dadurch weg, so liegt eine Resektion zur Ausschaltung im eigentlichen Sinne gar nicht mehr vor. Und wie *v. Haberer* feststellt, sind dann die Heilungsaussichten im allgemeinen gut. Wird die Resektion dann nicht in der Form des B II, durch Magen-Jejunum-Verbindung beendigt, sondern, wenn irgend möglich, mittels der terminolateralen Modifikation des B I *(v. Haberer)* — ein Verfahren, das viel öfter und auch sicherer ausführbar ist, als man bisher glaubte — dann fällt nicht nur die Gefahr des Ulcus pepticum jejuni weg, sondern ist auch das Auftreten der mit B-II-Resektionen verbundenen und nicht seltenen Nachbeschwerden ausgeschaltet, somit eine wirksame Vorbeugung in beiden Richtungen erreicht.

Infolge der Größe und Gefährlichkeit der Operation, die besonsonders bei bestehender Magen-Colonfistel hervortritt, ist die Mortalität bedeutend höher als bei der ersten Operation. Sie schwankt zwischen 14 und 30%. *Von Haberer* (1942) berichtet von 241 Radikaloperationen mit einer Mortalität von über 14%, bei 25 radikal operierten Mägen wegen Fistula gastro-jejuno-colica mit vier Todesfällen, also 16% Mortalität. Es handelt sich dabei trotz radikalsten Operationsverfahrens um die kleinste Mortalitätsziffer (*Gosset* 45,8%, *Pauchet* 38%, *Finsterer* 42% bei radikaler Operation wegen Magen-Jejunum-Colonfistel, bei einfacher Fisteltrennung 38,8%). Unter 22 mittels einfacher Trennung der Fistel operierten Fällen hatte *Gosset* 13,3% Mortalität, jedoch trat dabei häufig ein Rezidiv des Ulcus und in 30% der Fälle ein Rezidiv der Fistel auf. Diese Ergebnisse zeigen, daß nur die radikalen Verfahren, wie sie *v. Haberer* verlangt, Aussicht auf Erfolg haben, wenn, wie in der Regel, ausgedehnte schwielige Veränderungen der Colonwand vorliegen, so daß dann zumindest die ausgedehnte Keilexzision oder überhaupt eine Kontinuitätsresektion ausgeführt werden muß (*v. Haberer*). In gewissen Fällen kann die Anlegung eines Anus praeter vorteilhaft sein, der dann doppelflintenläufig angelegt werden soll, um die Aufhebung mittels Sporenquetsche später zu erleichtern. In den übrigen Fällen soll die End-zu-End-Vereinigung der Dickdarmlumina, wie am Dünndarm, wie *v. Haberer* sie vorzieht, ausgeführt werden. Das Auftreten einer Magen-Colonfistel ist durch die Anlegung einer antecolischen statt retrocolischen Gastrojejunostomie zu verhindern. Noch wichtiger erscheint jedoch die Prophylaxe gegen das Auftreten eines Ulcus pepticum jejuni überhaupt. Es sei daher betont, daß bei Ulcus ventriculi die Operation nach der Methode B I durchgeführt werden soll. Beim Ulcus duodeni soll die Anzeigestellung zur Methode B I insofern eingeschränkt werden, als wir zur Magen-Duodenalverbindung in allen Schichten gesunde Duodenalwand verwenden müssen. Wir sind dann aber in weit mehr Fällen als erwartet, in der Lage, die termino-laterale Modifikation (*v. Haberer*) auszuführen. Ist auch diese ausgeschlossen, so ist die Methode B II angezeigt. Falls die anatomischen Verhältnisse oder der Allgemeinzustand des Patienten die Resektion wegen der Größe des Eingriffes und der zu großen Gefährdung des Patienten nicht tragbar erscheinen lassen, so ist die große Magenresektion mit vorderer G. E. (*Kappeler*sche Nähte zur Vermeidung des Circulus vitiosus) ohne Enteroanastomose angezeigt. Die Gefahr des postoperativen Ulcus pepticum jejuni ist dabei sehr gering und *v. Haberer* hat ein Ulcus pepticum jejuni darnach nicht gesehen. Wenn wir daher nach diesen Gesichtspunkten bei der operativen Behandlung des Ulcus ventriculi oder duodeni vorgehen, so dürfen wir mit Sicherheit annehmen, daß diese schwere Komplikation (Ulcus pepticum jejuni), die oft den ganzen Erfolg des primären Eingriffes zunichte macht, nach Möglichkeit eingeschränkt ist. Die Beobachtung zeigt, daß mit Einhaltung dieser Grundsätze das Ulcus pepticum jejuni an Häufigkeit abgenommen hat und eigentlich heute als selten bezeichnet werden muß. Einzelne Fälle, die in den letzten Jahren bei uns beobachtet wurden, waren durch eine Gastroenterostomie bedingt.

Die interne Therapie kann, wie beim Ulcus ventriculi oder duodeni in gewissen Fällen zur Abheilung führen, besonders dann, wenn es sich nicht um ein altes callöses oder gar penetrierendes Ulcus handelt. Auf diesen Vorgang haben schon *v. Eiselsberg, Bergmann, Kalk* und *Schwarz* hingewiesen. Dabei kann es sich aber nur um flache Ulcera gehandelt haben. Callöse Ulcera können nur durch die Operation geheilt werden.

Wenn die Meinungen über die Anwendung der Vagotomie bei Magen- und Zwölffingerdarmgeschwüren strittig ist, so ist dieses Verfahren heute gerade beim Rezidivulcus empfohlen. (*Dragstedt), Mandl, Walter, Crile* u.a.) Hiebei wird nicht die abdominelle, sondern die transthorakale Vagusresektion durchgeführt. Diese Indikation ist, wenn die Erzielung eines Dauererfolges sich herausstellen wird, nur für das komplikationsfreie Ulcus pepticum jejuni gegeben. Da aber ein Rezidiv oder das Auftreten eines Ulcus pepticum jejuni sogar noch nach 40 Jahren nach dem ersten Eingriff beobachtet wurde, so ist ein abschließendes Urteil über den Dauererfolg dieses Verfahrens wohl noch nicht möglich.

In gleicher Reihe mit dem Ulcus pepticum jejuni, aber nur weit seltener auftretend, steht das Rückfallgeschwür nach Billroth I. Daß es sich nicht immer um echte Rezidive dabei handelt, darauf hat bereits *v. Haberer* hingewiesen. Bei dem vielfach multiplen Auftreten eines Ulcus duodeni ist das Zurücklassen eines Geschwüres, besonders wenn am Duodenum nicht klemmenlos operiert wird, sicher möglich. Sein Auftreten kann auf ein Minimum eingeschränkt werden, wenn zur Methode des Billroth I nur eine absolut gesunde Duodenalwand verwendet wird.

IV. Die technische Durchführung der Resektionen in der Schule v. Haberer.

Von Haberer hat in seinen verschiedenen Arbeiten auf die von ihm und damit in seiner Schule geübte Technik hingewiesen, zusammenfassend aber darüber 1933 berichtet. Auch von *Orator* liegt über das gleiche Thema eine Arbeit vor. Im anglo-amerikanischen Schrifttum finden sich Darstellungen der Technik der B-I-Resektionen nach *v. Haberer* bei *R. Maingot* (1941), *F. Christopher* (1946) und *W. Walters* (1949). Darin kommt das Prinzip der Methoden und deren Vorteile zum Ausdruck, wenn auch hinzugefügt werden muß, daß die angegebenen technischen Details nicht unwesentliche Unterschiede gegenüber der Originaltechnik *v. Haberer* (z. B. Verwendung von Klemmen beim B I, Durchführung der Umstechungen) erkennen lassen. Gleichsinnig mit der Auffassung *v. Haberers,* daß in der chirurgischen Behandlung des chronischen, einer konservativen Therapie trotzenden Ulcus, sowie beim komplizierten Ulcus des Magens oder Duodenums die radikale Resektion in Form der Zweidrittelresektion des Magens unter Mitnahme des Pylorus anzustreben ist, ist sein Standpunkt als wesentlich hervorzuheben, die Resektion unter den möglichst physiologischen Bedingungen, d. h. je nach Sitz und Art des Ulcus entweder nach B I oder der terminolateralen Modifikation bzw. nach B II zu vollenden. Dies festzustellen, erscheint mir nicht überflüssig zu sein. Denn man kann sich des Eindruckes nicht erwehren, daß, wenn von Resektionen die Rede ist, an die Methode B II zuerst gedacht und diese Methode fast in ausschließlicher Weise zur Durchführung gelangt, ganz im Gegensatz zu *v. Haberer,* bei dem die B-I-Resektionen über die B-II-Methode überwiegen. In der Sorge, die gefürchtete Komplikation des Ulcus pepticum jejuni zu vermeiden und ihr durch besonders ausgedehnte Resektionen zu begegnen, die dann bei Belassung eines kleinen oder kleinsten Magenstumpfes nur durch die Gastrojejunostomie zu beendigen sind, vielleicht auch durch die besondere Betonung, welche die Gastrojejunostomie in der Auseinandersetzung über Wert und Gefahren der Ausschaltungsresektion beim unresezierbaren Ulcus duodeni erfuhr, ist die Methode des B II, man kann fast sagen, als ein schematisches, die Ulcuschirurgie fast allein beherrschendes Verfahren in Übung genommen worden. Vielleicht trugen dazu auch Sammelstatistiken bei, die in starrer Form an einem Sammelkrankengut einer großen Reihe von Chirurgen nachzuweisen versuchten, daß die Gefahr der Rückfallgeschwüre beim B II geringer sei als beim Billroth I. Nach *Starlinger* traten beim B I in 0,9%, beim B II in 0,6%, beim B II mit antecolischer Enteroanastomose in 2,2%, und beim B II mit y-förmiger Anastomose in 2,3% Rezidivulcera auf. Im Gegensatz dazu konnte *v. Haberer* beim Billroth I nur 0,5% Rezidive feststellen. Er hat außerdem auf die Möglichkeit unechter Rezidive, d. s. übersehene oder zurückgelassene Geschwüre hingewiesen. Da sich bei Verwendung nicht gesunder Duodenalwand zur Anastomose nach B I Störungen ergeben können, hat *v. Haberer* daher seinen früheren Standpunkt, den B I, wenn irgendmöglich, auch wenn nur ein schmaler Saum von Duodenalhinterwand nach der Resektion am Übergang zur Pankreaskapsel übrigbleibt, abgeändert und führt den B I nur bei einwandfrei gesunder Duodenalwand durch. Da klemmenlos am Duodenum operiert wird, so besteht die Möglichkeit auch von innen her die Schleimhaut des Duodenums an Vorder- und auch Hinterwand zu übersehen und das Fehlen entzündlicher Veränderungen oder von Geschwüren, die multipel vorkommen können, sicher festzustellen. Wir haben uns an diese Grundsätze *v. Haberers* gehalten und führen bei gesundem Duodenum und in Fällen, bei denen z. B. ein Vorderwandulcus, aber absolut gesunde Verhältnisse der Hinterwand bestehen, wenn wir uns nach der offenen, klemmenlosen Durchtrennung des Duodenums zwischen Haltefäden überzeugt haben, daß ein Ulcus der Hinterwand nicht besteht, den B I durch. Wir haben bisher auf diese Weise kein Rezidiv erlebt.

Da ferner die technische Durchführung der B-II-Anastomose in jeder Form als leichter zu bezeichnen ist und auch heute noch die Ansicht vertreten wird, daß der B I ein größeres Risiko hinsichtlich postoperativer Atonie, geringerer Sicherheit der Naht, Durchgängigkeit der Anastomose bzw. späterer Schrumpfung beinhalte, so liegt auch darin eine Erklärung, daß die B-II-Methode zur „typischen" Magenresektion gestempelt wurde. Wenn selbst in jüngster Zeit die Meinung geäußert wurde, daß die B-I-Methode so gut wie allgemein, selbst auch von *v. Haberer* verlassen wurde, so ist dies nicht nur der Ausdruck für eine einseitige und völlig unzweckmäßige Entwicklung der chirurgischen Ulcustherapie im allgemeinen, die sich darin in ihrer krassesten Form zu erkennen gibt, sondern auch ein Beweis für die Notwendigkeit, die *v. Haberer* seit Jahrzehnten betonte Reihung der Resektionsmethoden nach ihrer Leistungsfähigkeit besonders hervorzuheben. Nach den Grundsätzen *v. Haberers,* die ebenso in seiner Schule Geltung haben, ist die Resektion nach B I, wenn ihre Ausführung möglich ist, der B-II-Resektion vorzuziehen. Der Hauptvorteil der Methode B I liegt darin, daß sie den physiologischen Verhältnissen soweit als möglich Rechnung trägt. Durch diese möglichste Berücksichtigung der physiologischen Verhältnisse ergeben sich bei technisch einwandfreier Operation die geringsten Möglichkeiten von postoperativen Störungen und Nachkrankheiten. Das Hauptkontingent solcher postoperativer Störungen und Nachkrankheiten stellen Patienten, die nach B II operiert wurden, dar. Weder Beschwerden dyspeptischer Art, noch schwere Störungen, wie sie nach B-II-Resektionen geradezu zur Grundlage der Untersuchungen über den resezierten Magen geworden sind, kommen — wenn man sich vorsichtig ausdrücken will — auch nur annähernd so häufig beim B I vor, vor allem aber vermeidet die B-I-Methode mit Sicherheit das postoperative Jejunalulcus, während das Rückfallgeschwür des B I, wie die Zahlen *v. Haberers* und die eigenen Erfahrungen dartun, bei indizierter Ausführung der Methode sicher seltener ist, als das Risiko eines Ulcus pepticum jejuni, das der unphysiologischen Verbindung von Magen und Jejunum im Vergleich zur Verbindung von Magen und Duodenum folgen kann.

Die Bedenken, daß eine lege artis ausgeführte, genügend ausgedehnte Resektion des Magens ein Hindernis für die ohne Spannung auszuführende B-I-Anastomose bilde, bestehen nicht zu Recht. Wir resezieren in jedem Fall, ohne Rücksicht nach welcher Methode die Resektion vollendet wird, immer gleich hoch und so ausgiebig, daß das gesamte Antrum und ein fingerbreiter oral anschließender Streifen des Fundus sicher wegfällt. Eine Konzession in der Ausdehnung der Resektion kommt nicht in Frage. Die Differenzen der Querschnitte von Magen und Duodenum sind in der Mehrzahl der Fälle gar nicht so groß, als daß die von *v. Haberer* entwickelte End-zu-End-Anastomose des B I, besonders nach Raffung des Magenquerschnittes und Dehnung des Duodenallumens, nicht ausführbar wäre. Nicht in allen Fällen, aber in ihrer Mehrzahl läßt sich postoperativ ein Pylorusspiel mit portionsweisem rhythmischem Übertritt von Mageninhalt ins Duodenum feststellen, wie es übrigens auch nach B II — in etwa umgekehrtem Häufigkeitsverhältnis — beobachtet werden kann. Die Anpassung der beiden Querschnitte des Magens und Duodenums soll aber auch nicht erzwungen werden, da eine zu weitgehende Dehnung des Duodenums eine Schädigung der Wand und ihrer muskulären Elemente bedeuten und für die Funktion der Anastomose bei der Entstehung eines Pylorusspieles nachteilig wirken könnte. In diesen extremen Fällen ist immer noch die Ausführung des B I mit Einengung des Magenquerschnittes an der kleinen Kurvatur in der Originalfassung möglich, wobei sich der Zusammenstoß der Magen- und Duodenalvorder- und Hinterwandnahtreihe („Jammerecke“) doch technisch einfach und sicher durchführen läßt.

Das hauptsächliche Anwendungsgebiet der B-I-Methode ist demnach das Ulcus ventriculi verschiedener Lokalisation entlang der kleinen Kurvatur, wobei es möglich ist, durch treppenförmige Resektion des Magens auch beim hochsitzenden Ulcus die B-I-Anastomose durchzuführen. Eine wichtige Voraussetzung bleibt immer die zarte Präparation des Duodenums. Besteht neben dem Ulcus ventriculi oder auch als Einzelbefund ein Duodenalvorderwandulcus bzw. Narbe, ist die Hinterwand gesund und in entsprechender Länge für die Anlegung der Hinterwandserosanähte erhalten, so kann auch in diesen Fällen die B-I-Anastomose ausgeführt werden.

Beim Vorliegen entzündlicher Zeichen oder bestehender Schrumpfung, bei ausgedehnter Beteiligung der Duodenalhinterwand, wie bei ausgedehnten callösen und penetrierenden Ulcera kann die B-I-Methode nicht zur Anwendung kommen. Doch ist in diesen Fällen damit noch nicht die Ausführung einer B-II-Methode gegeben, sondern kann der Vorteil der physiologischen Verbindung von Magen und Duodenum durch die terminolaterale Modifikation des B I *(v. Haberer)* noch immer gewahrt bleiben.

„Es zeigt sich also tatsächlich, daß der Resektionsmethode nach B I keine Nachteile anhaften, die sie hinter die Resektion nach B II stellen ließen, wenn die nötige subtile Durchführung der Operation gewährleistet ist, was lediglich von dem technischen Können und der Erfahrung des Operateurs abhängt. Da aber die Methode nach Billroth I Ulcera peptica jejuni postoperativ vermeidet, ist sie nach meiner Meinung überall dort, wo sie sich durchführen läßt, der Resektion nach B II vorzuziehen. Bei entsprechender Berücksichtigung aller besprochenen Momente sind die mit der Resektion nach B I zu erzielenden Spätresultate besser als die nach B II. Man kann mit ungefähr 95% Dauerheilungen rechnen, aber die Gefahr des Ulcus pepticum jejuni fällt ganz fort und die Geheilten haben sicher seltener dyspeptischer Beschwerden als die nach B II Operierten" *(v. Haberer).*

Die terminolaterale Methode *v. Haberer* wurde von ihm für jene Fälle empfohlen, bei denen eine Resektion nach B I aus irgendeinem Grunde nicht möglich ist und bei denen zur Umgehung des Risikos eines Ulcus pepticum jejuni der B II vermieden werden soll. *Von Haberer* betonte dabei besonders, daß dieses Vorgehen nur ausnahmsweise an die Stelle des B I treten soll, weil es „entschieden hinter dem B I zurücksteht." Nach *v. Haberer* haften der Methode Gefahren an, die vor allem bei dickleibigen Personen die Anwendung verbieten. Er betrachtete diese Methode nur als einen Ersatz, da der postoperative Verlauf nach der terminolateralen Anastomose zwischen Magenquerschnitt und absteigendem Duodenum sich nicht so günstig gestaltet, wie nach dem typischen Billroth I. Sehr oft beobachtete man tagelang anhaltendes galliges Erbrechen. In anderen Fällen wurden Pankreasschädigungen, die bis zur Pankreatitis und Pankreasnekrose gehen können, beobachtet. *Von Haberer* rät mit der Indikation so vorsichtig als möglich zu sein. Die Pankreasschädigung kommt, wie *v. Haberer* an einem tödlich verlaufenen Fall feststellen konnte, dadurch zustande, daß es durch die Verlagerung der Pars descendens duodeni zu Knickungen und damit zu Stauungen im Choledochus und Pankreaticus kommen kann. Zu gleichen Ergebnissen kam auch *Winkelbauer* bei dem Versuch einer Gastro-Duodenostomia terminolateralis infrapapillaris, bei der die *v. Haberer* beobachteten Störungen noch deutlicher in Erscheinung treten mußten. Im wesentlichen handelt es sich dabei um einen hohen Ileus, ähnlich wie beim benachbarten arterio-mesenterialen Verschluß.

Wenn nun schon die Methode des B I selbst aus verschiedensten Gründen wenig geübt wird und die B-II-Methode auch dort, wo sie nicht unbedingt erforderlich wäre, breite Anwendung findet, die terminolaterale Modifikation des B I von ihrem Erfinder selbst kritisch und nur als Ersatz gewertet wird, der unter Umständen zu gefährlichen Situationen Anlaß bietet, dann wird derjenige, der für diese Methode eine berechtigte Möglichkeit breiterer Anwendung sieht, nicht ein sofortiges Verständnis für seine Anschauungen erwarten dürfen. Aber gegen alle Zweifel und Bedenken möchte ich sagen, daß die terminolaterale Anastomose nach *v. Haberer* in weit mehr Fällen, als man erwartet, durchführbar ist und gerade in jenen Fällen von Ulcus duodeni, die nach der Originalmethode nicht mehr resezierbar sind und bei denen das Duodenum besser blind verschlossen werden muß, die Operation nach modifiziertem B I statt nach B II beendigt werden kann. Man ist erstaunt, wie oft dies möglich ist, auch dann, wenn in der Umgebung des Ulcus und seitlich vom Duodenum breite flächenförmige bindegewebige Membranen entstanden sind, welche den Zugang zum absteigenden Duodenum verdecken. Wenn diese durchtrennt sind, das Peritoneum, das vom Duodenum zur hinteren Bauchwand überspringt, eingeschnitten wird, dann läßt sich oft ein überraschend geräumiges und langes Duodenum bis über das untere Knie mobilisieren, das dann lateral zur Anastomose Verwendung finden kann. Die Resektion am Magen reicht wieder genau so hoch, als wenn die Resektion nach B II beabsichtigt wäre. Wir konnten in der letzten Zeit in einer Serie von 20 Fällen von Ulcus duodeni, die Mobilisierung des Duodenums und die terminolaterale Anastomose ohne Schwierigkeiten bei 18 Patienten ausführen. Nur bei zwei Fällen aus dieser Serie war die Beendigung der Resektion nach B II notwendig. Während wir früher nur besonders geeignete Fälle (magere Kranke von asthenischem Typ, Fälle ohne ausgedehnte entzündliche Reaktion in der Umgebung des Ulcus) dieser Resektionsmethode unterzogen, haben wir im Laufe der Zeit gesehen, daß diese Methode auch bei muskelkräftigeren Patienten und nicht nur bei ptotischem Situs, bei dem die Länge der Mesenterien dem Verfahren entgegenkommt, möglich ist. Daß das Verfahren seine Grenzen hat, ist selbstverständlich, nicht allein bei dickleibigen Patienten, sondern auch dann, wenn nach der Resektion des ulcustragenden Duodenalanteiles der eingestülpte Pürzel sehr tief reicht und das Pankreas durch Penetration mit einbezogen und am Aufbau eines beträchtlichen Ulcustumors beteiligt ist. Wir haben ebenfalls früher einen von den anderen Resektionstypen abweichenden postoperativen Verlauf gesehen und waren der Ansicht, daß das nach terminolateralen B I häufig auftretende Erbrechen durch eine auf der Mobilisierung des Duodenums basierenden Atonie beruhe. Das damit einhergehende Erbrechen hielt oft bis zum zweiten Tag post operationem an. Weitergehende Störungen oder Komplikationen haben wir jedoch nie gesehen, auch keinen Patienten an Folgen dieser Anastomose verloren. War einmal dieses atonische Stadium überstanden, so waren die Patienten völlig störungsfrei und blieben frei von Nachkrankheiten oder auch nur von einem „Anfälligsein", wie es nicht selten nach B-II-Resektionen gemeldet wird. Wir haben diese unmittelbar auf die Operation folgenden Störungen im Sinne eines hohen Ileus nicht mehr erlebt, seit wir am Ende der Operation nach Vollendung der Anastomose die bei der Mobilisierung des Duodenums nach caudal abgehobene Duplikatur des Mesenteriums (Mesocolon und Fixation der rechten Flexur) nicht als strangulierende Falte distal über den unteren horizontalen Duodenalabschnitt liegen lassen. Wenn wir berücksichtigen, daß wir bei der Anastomose das um 90^0 gedrehte absteigende Duodenum noch etwas über das Niveau des Pankreas angehoben haben, dann muß diese gefäßführende Falte das Duodenum zu strangulieren vermögen. Wir müssen daher die vor der Mobilisierung bestandenen anatomischen Verhältnisse möglichst wieder herstellen, so daß die Passage des caudalen Teiles des Duodenums wieder frei ist. Wir müssen sozusagen das Tor für das abführende Duodenum wieder öffnen. Dies erreichen wir, indem wir den linken Zeigefinger dem abführenden Duodenum entlang führen und die zusammengehobene Falte wieder entfalten. Wir fühlen dann ganz deutlich, wie ein Teil gleich einer Sehne über das untere Duodenum hinwegzieht und das Tor für den ungehinderten Durchtritt des unteren Duodenums frei wird. Haben wir so das von der großen Kurvatur als fixe Ansatzstelle nach rechts lateral ziehende Mesenterium der rechten Flexur und Colon transversum entfaltet, so nähen wir jetzt den freien Rand mit einigen Knopfnähten, etwa zwei bis vier Nähten, an die Vorderwand des Magens, 2 bis 3 cm proximal von der Anastomose fest und erreichen dadurch den ungehinderten Verlauf des Duodenum und seine ungestörte Entleerung. Die Anastomose ist jetzt zu einem verschieden großen Teil von dem Mesenterium gedeckt, aber lediglich in einem Teil der vorderen Naht. Sie kommt dadurch zum Teil hinter das Mesocolon bzw. hinter die rechte Flexur zu liegen.

Seit wir diese Fixierung nach Wiederentfaltung des abgeschobenen Mesenteriums anfügen, verhalten sich die terminolateralen Resektionen nicht anders als der B I oder B II. Das postoperative Erbrechen bleibt aus oder aber hat nicht den atonischen Charakter, eine Rückstauung von Galle oder Pankreassaft kann nicht stattfinden und daher fällt auch die Gefahr einer Pankreatitis auf diesem Wege weg. Wir können heute sagen, daß mit dieser Sicherung der Passage im abführenden Duodenum mit Hilfe einiger weniger Nähte die terminolaterale Modifikation kein gefährlicher Ersatz des Original B I mehr ist, sondern eine dem B I gleichwertige Resektionsmethode, welche ebenfalls in der Lage ist, den von den physiologischen Verhältnissen am meisten entfernten B II zu ersetzen, wofür sie *v. Haberer* angewendet wissen wollte. Wenn die Gefahr eines Ulcus pepticum jejuni nach B II in der heute geübten Durchführung auch gering geworden ist, so haben wir doch gerade bei dieser Resektionsmethode, die sich am weitesten von den physiologischen Verhältnissen entfernt, in einem variablen Teil der Fälle mit Nachkrankheiten und Beschwerden zu rechnen, welche den Wert einer Magenresektion verringern können. Der Perzentsatz der dauernd beschwerde- und rezidivfreien Patienten wird sich durch breitere Verwendung der terminolateralen Modifikation erhöhen lassen.

Trotz dieser Einstellung bleiben noch genügend Fälle übrig, die weder nach B I oder auch nach der terminolateralen Modifikation radikal operiert werden können und bei denen wir glücklich sind, nach schwieriger Versorgung des Duodenalstumpfes z. B. bei dickleibigen Kranken die Methode B II ausführen zu können. Wir wissen wohl, daß auch die Methode B II zu völliger Beschwerde- und Rezidivfreiheit führen kann, daß aber doch gerade diese Methode, die allgemein gesehen, am häufigsten ausgeführt wird, zu einer Reihe von postoperativen Störungen verschiedenster Art führen kann, so daß die durch die Operation erzielte Besserung nur eine relative in Beziehung zu den vorher bestandenen Beschwerden ist und daß sie fast zur Gänze daran beteiligt ist, daß die Zahl der durch Operation geheilten Fälle mit nur 50 oder noch weniger Perzenten eingeschätzt wird. Es ist außer Zweifel, daß durch eine zunehmend breitere Anwendung der Methoden B I (*v. Haberer* 95%) die Erfolgszahlen günstig beeinflußt werden müßten. Dafür sprechen nicht nur klinische Beobachtungen an unseren Kranken, sondern auch verdauungphysiologische Untersuchungen. In Übereinstimmung mit Untersuchungen von *Bohmansson, Hertel, Danicico* u. a. konnten wir im exakten Stoffwechselversuch für die Eiweißkörper eine Vorzugsstellung der Billroth-I-Resektionen (Original und terminolaterale Modifikation) gegenüber den B-II-Resektionen feststellen, die sich aus den beim B I günstig liegenden Bedingungen für die Wiederherstellung der Funktion ergibt (Erhaltenbleiben des physiologischen Weges, der Norm sich nähernden Verweildauer und Entleerung des Magens, der — wie auch aus Röntgenkontrollen hervorgeht — funktionell in jeder Weise den physiologischen Verhältnissen am nächsten kommt). Die Frage nach der verdauungsphysiologischen Wertigkeit der einzelnen Resektionstypen (Eiweiß) muß zugunsten der B-I-Resektionen entschieden werden *(Spath).*

Wenn wir die Feststellung machen konnten, daß die terminolaterale Modifikation des B I klinisch und funktionell dem B I gleichzuhalten ist, so haben wir damit in der Indikationsstellung für den B I zunächst diejenigen Fälle für diese Resektion zurückgewonnen, für welche *v. Haberer* zur Vermeidung des Rückfallgeschwüres beim Original B I sich entschloß, von dieser Resektionsmethode abzusehen. Darüber hinaus aber sind wir in der Lage, Fälle, die sonst nur nach der Methode B II zu resezieren gewesen wären, nach dem funktionell günstigsten Verfahren der terminolateralen Modifikation, also einem B-I-Verfahren zu operieren.

1. Das Verfahren nach Billroth I.

Dabei folge ich im wesentlichen der Darstellung meines Lehrers *v. Haberer.* Es sollen vor allem die Gesichtspunkte berücksichtigt werden, welche bei der Ausführung der Resektionen nach B I von Wichtigkeit sind, um die Originalmethode B I und die terminolaterale Modifikation des B I technisch einwandfrei durchzuführen. Als Schnitt wird der Medianschnitt vom Xyphoid bis zum Nabel oder auch die quere Oberbauchlaparotomie mit leicht konvex nach kranial gerichteter Krümmung, welche bei tiefgelegenen Ulcus duodeni, besonders bei dickleibigen Kranken, vorteilhaft erscheint, gewählt. Ist die Bauchhöhle eröffnet, so ist zunächst die Resezierbarkeit festzustellen. Handelt es sich um ein penetrierendes Ulcus des Magens oder Duodenums, so wird die entsprechende Partie des Organes zunächst nur von den Adhäsionen mit der Umgebung befreit und werden nur die Gefäße im gleichen Bereich unterbunden, während die Ablösung des Ulcus im Penetrationsbereich vermieden wird, um alle Möglichkeiten in der Fortführung des Eingriffes offen zu halten und unter Umständen auch von der Resektion Abstand nehmen zu können, wenn diese unmöglich oder gefährlich erscheint.

Ist die Operabilität gegeben, dann wird mit der Unterbindung der Gefäße begonnen, an einer Stelle, die am bequemsten erscheint. Häufig wird dies im Bereiche des Ligamentum gastro-colicum sein, um von hier aus die Gefäßunterbindung gegen das Duodenum fortzusetzen. Ist das kleine Netz zart, wird es unter leichtem Zug ausgespannt. Die mittlere gefäßarme Partie wird mit dem Scalpell inzidiert. Von hier aus werden cardiawärts bis an den Stamm der Art. gastrica sin. die Gefäße unterbunden und zwischen den Ligaturen durchschnitten. Wir setzen auch gerne die Unterbindung der Gefäße an der großen Kurvatur zur Präparation des Duodenums fort, unterbinden die Arteria gastro-epiploica dextra und erreichen so den Gefäßplexus, der an der großen Kurvaturseite des Duodenums besonders reichlich entwickelt ist. Es ist vorteilhaft, um exakt, schrittweise die Gefäße ohne Blutung unterbinden zu können, die Serosa knapp neben dem Duodenum in geringer Länge zu inzidieren und von hier aus partienweise mit einer zarten Kochersonde die Gefäße zu unterfahren und zu ligieren. So werden die Gefäße bis über das Ulcus hinaus unterbunden, Auflagerungen der Vorderwand durchtrennt und dann die Gefäße des kleinen Netzes unterbunden. Die Art. gastrica sinistra wird hart an der kleinen Kurvatur knapp oberhalb der Stelle unterbunden, an welcher sie sich in ihre in die Magenwand eintretenden Äste aufteilt. Damit ist auch bereits die Resektionsgrenze in der Regel erreicht. Auf diese Weise fällt sicher noch ein kleiner Magenstreifen oberhalb des Antrums in die Resektion, wenn wir auch gegenüber an der großen Kurvatur die hier schon in ihre Äste aufgespaltene Arteria gastro epiploica sinistra zwischen Ligaturen durchtrennen. Damit fällt die sogenannte „Säurefabrik" des Magens sicher weg und ist damit die sogenannte große Resektion gesichert. Nunmehr ist der zu resezierende Magenabschnitt, Vorderwand, obere und untere Umrandung des Duodenums skelettiert. Jetzt handelt es sich noch um die Mobilisierung der Hinterwand des Duodenums, wobei zart und vorsichtig die zur Duodenalwand aufsteigenden Gefäße unterfahren und ligiert werden. Auf diese Weise wird ein beträchtliches Stück der Duodenalhinterwand frei. Liegt die Penetration eines Magenulcus vor, so wird das Ulcus nunmehr mit der Glühschlinge oder kaltkaustisch aus dem betreffenden Organ (Leber, Pankreas) ausgeschält, dabei wird bei der Ausschälung aus der Leber eine auftretende Blutung durch vorübergehende Tamponade gut zu stillen sein, bei der Ausschälung aus dem Pankreas die Verletzung gesunder Drüsenteile zu vermeiden sein. Tief ins Pankreas penetrierte Ulcera werden besser knapp am Penetrationsring abgetragen, die Nische wird koaguliert, jodiert und mit Netz übernäht. Nach gelungener Ausschälung kann auch die quere Vereinigung der Nischenränder mittels Catgutnähte und so eine glatte Peritonisierung möglich sein.

Ähnlich ist der Vorgang bei Duodenalvorderwandgeschwüren, die in die Leber, Gallenblase, Colon penetriert sind. Dabei kann es gelingen, von den entsprechenden Organen gut abzukommen, worauf die Penetrationsstellen mit Serosanähten gedeckt werden können. Eine Eröffnung des Lumens (Gallenblase, Colon) wird zweischichtig versorgt und unter Umständen kann die Cholecystektomie notwendig sein. Da wir selten am Duodenum ein Geschwür allein beobachten und es angezeigt ist, das Duodenalulcus auch von innen her zu übersehen und das Vorhandensein von Ulcera der Schleimhautseite festzustellen, wird die Operation am Duodenum immer klemmenlos bei entsprechend abgedichteter Bauchhöhle durchgeführt und nach Anlegen einer Magenabschlußklemme und zwei Haltefäden am oberen bzw. unteren Rande des Duodenums etwas distal von der Resektionslinie (bei Ulcus ventriculi etwa 1 cm distal vom Pylorus, bei Ulcus duodeni distal des duodenalen Geschwürsbereiches) zunächst die Eröffnung der Duodenalvorderwand ausgeführt. Das Ausfließen von Duodenalinhalt wird mittels eines gesicherten Tampons, der in das Lumen eingeführt wird, verhindert. Dann erfolgt erst die Durchtrennung der Hinterwand, sobald feststeht, ob ein Hinterwandulcus vorliegt oder nicht. Liegt ein penetriertes Geschwür der Hinterwand vor, so muß es jetzt vorsichtig aus der Pankreasschwiele ausgeschält werden. Dabei auftretende Blutungen aus Gefäßen der Wand werden sofort gefaßt und gestillt. Der Magen wird mit dem abgedichteten Pylorusende jetzt über den Rippenbogen nach links geschlagen und die Entscheidung über das durchzuführende Anastomosenverfahren getroffen. Bei tief penetrierenden Geschwüren des Duodenums, also bei Fehlen gesunder Duodenalwand wird das Duodenum mehrschichtig blind verschlossen. Ist genügend einwandfrei gesunde Hinterwand vorhanden, vor allem wenn es sich um ein isoliertes Vorderwandulcus handelt, so ist unter diesen Umständen die Ausführung eines B I erlaubt und ausführbar. Bei schon älteren Patienten entschließen wir uns dazu leichter, als bei jüngeren Patienten, bei denen wir ein mögliches Rezidiv der Hinterwand durch die Ausführung einer terminolateralen Anastomose bei gleich günstigem funktionellem Erfolg vermeiden können.

Liegen die Bedingungen zur Ausführung eines B I bei völlig gesunder Duodenalwand vor, so wird jetzt die für den Magen bestimmte *v. Haberer*-Klemme in Höhe der obersten Ligaturen für die Art. gastrica sin. und Gastro-epiploica sin. angelegt und die Seromuskularisnähte als Knopfnähte (feiner Zwirn oder Seide) angelegt, aber nicht geknotet. Begonnen wird an den Kurvaturen, Magen und

Duodenum werden einander nicht genähert. Die dritte Naht faßt in der Mitte Magen und Duodenum, jede Naht wird in eine Klemme gefaßt. Während die Zwischenräume zwischen den Nähten am Magen größer bleiben, liegen die Nähte am Duodenum zirka 2 mm voneinander und verlaufen strahlenförmig vom Magen zum Duodenum. Da das Duodenum viel empfindlicher ist, muß immer der Magen dem Duodenum genähert werden. Die Magenklemme liegt in der Regel mit ihrer Spitze zwischen vorderer Bauchwand und Leberoberfläche. Mit ihrer Hilfe wird der Magen dem Duodenum genähert oder noch besser wird allein nur die Magenhinterwand der Duodenalwand beim Knoten entgegengeführt. Wir beginnen mit dem Knoten der Ecknaht an der großen Kurvatur und lassen die nächsten Nähte folgen, so daß der Eckfaden der kleinen Kurvatur der letzte ist. Damit ist die hintere Seromuskularisnaht beendet, die Fäden werden bis auf die Ecknähte, welche lang bleiben, abgeschnitten.

Nun folgen die Umstechungsnähte nach *v. Haberer*. Etwa 3 mm von der angelegten Nahtreihe entfernt wird die Seromuskularis der Magenhinterwand bis in die Submucosa jetzt eingeschnitten. Die Blutgefäße springen deutlich vor und werden nun mit feinem Catgut partienweise und außerdem mittels Hinterstich umstochen. Ihr Zweck ist ein zweifacher: sie dienen der Blutstillung und Verhinderung einer Nachblutung. Außerdem raffen sie die Magenwand und machen das Magenlumen kongruenter dem Duodenalquerschnitt. Die Catgutnähte bleiben lang und werden in eine Klemme gefaßt. Nun wird der Magen nach rechts zurückgeschlagen und die Seromuskularis der Vorderwand in gleicher Weise wie an der Hinterwand bis auf die Submukosa durchtrennt. Diese Schnittlinie muß zirka zwei Fingerbreit oberhalb der angelegten Klemme liegen, wenn wir genügend Magenwand für die Herstellung der vorderen Anastomosennaht erübrigen sollen. Auch hier folgen jetzt die Umstechungen, bleiben die Fäden lang und werden in eine Klemme gefaßt. Peripher von dieser Nahtreihe der Catgutumstechungen wird jetzt der zu resezierende Magenteil mit einer gut schließenden Klemme gefaßt und während die vorderen Catgutumstechungsfäden gespannt gehalten werden, brennt der Operateur mit der Kaustikschlinge die Schleimhaut zwischen den Umstechungen und der Magenverschlußklemme durch. In das gesäuberte Magenlumen wird ein Metallspatel *(Körte)* eingelegt, der Magen wieder nach links geschlagen. Während ein Assistent die Umstechungsfäden der Hinterwand strafft, durchschneidet der Operateur mit der Kaustikschlinge die Schleimhaut des Magens zwischen den Umstechungen und der Verschlußklemme des Magens. Nun fällt der Resektionsteil ab. Magen und Duodenum liegen mit gleichem oder fast gleichem

Querschnitt aneinander. Es folgt jetzt eine fortlaufende, durch alle Schichten (Seromuskularis und Schleimhaut) greifende Catgutnaht, die als Umwendlungsnaht geführt wird. Begonnen wird an der großen Kurvatur. Sie wird an der kleinen Kurvatur für die Hinterwand abgeschlossen. Dort beginnt ein neuer Faden, der mit dem Ende der Hinterwandnaht verknotet wird. Dann wird in gleicher Weise die Vorderwand genäht und das Ende mit dem langgebliebenen Anfang der Hinterwandcatgutnaht verknotet. Die seromuskuläre Vorderwand wird wieder ausschließlich mit Knopfnähten (feinem Zwirn, Seide) ausgeführt, nachdem die Magenklemme entfernt ist. Die beiden Eck- und die Mittelnaht werden zuerst angelegt. Die Ecknähte werden mit den langgelassenen Fäden der hinteren seromuskulären Nähte verknotet. Damit ist die Anastomose fertiggestellt. Weil mit den seromuskulären Nähten ein breiter Anteil von Magenserosa gefaßt wurde, so stülpt sich jetzt der Magen wie ein Pilzhut über das Duodenum. Die Anastomose ist nun für ein bis zwei Finger gut durchgängig und sind damit Befürchtungen für eine Stenosegefahr überflüssig. Auch die Resektion hochsitzender Ulcera des Magens, nahe oder auch an der Cardia können nach dieser Technik des B I versorgt werden, wenn man nach Unterbindung der Gefäße an der kleinen Kurvatur bis über das Ulcus, d. h. bis zur Cardia und an der großen Kurvatur bis zur üblichen Stelle, die der Arteria gastrica gegenüber liegt, die Resektionslinie von der kleinen Kurvatur knapp an der Einmündung des Ösophagus, wenn nötig auch im Ösophagus selbst beginnend, schräg nach unten zur großen Kurvatur verlaufen läßt. Dadurch resultiert ein großes, schräg liegendes Magenlumen, das bis auf sein unteres Drittel in zweischichtiger Naht verschlossen wird. Reichte die Resektion bis in den Ösophagus, dann kann man über den Ösophagus breite seromuskuläre Falten der vorderen und hinteren Magenwand nähen, so daß schließlich der Ösophagus wie der Katheter in einer Witzelfistel, in einen durch gesunde Magenwand gebildeten Schrägkanal zu liegen kommt. Das Einführen eines Magenschlauches in den Ösophagus erleichtert diesen Operationsakt. Das untere, offen gelassene Drittel der Resektionswunde des Magens kann nun zur End-zu-End-Anastomose nach B I benützt werden, wobei eigentlich die Originalmethode des B I zur Ausführung gelangt. Die von Billroth als „Jammerecke" bezeichnete Stelle kann dadurch gesichert werden, daß je eine breite seromuskuläre Falte der vorderen und hinteren Magenwand und am oberen Rand des Duodenums, wenige Millimeter von der Anastomose entfernt, in eine Knopfnaht genommen wird. Beim Knoten ist die Stelle dann breit und sicher gedeckt.

2. Die terminolaterale Modifikation des B I (v. Haberer).

In den Fällen, bei denen nicht genügend und vor allem nicht gesunde Duodenalhinterwand vorhanden ist, unterbleibt der B I. An seine Stelle tritt dann zunächst die terminolaterale Modifikation nach *v. Haberer*. Das Duodenallumen wird verschlossen; zunächst durch eine fortlaufende Catgut-Schleimhautnaht, dann folgen seromuskuläre Knopfnähte, welche die Schleimhaut exakt verschließen und in einer zweiten Schicht, bei der die verdickte Pankreaskapsel sowie die Gefäßstümpfe an den Kurvaturen und die vielleicht vorher durchtrennten Membranen an der Vorderwand des Duodenums mitverwendet werden können. Es wird nun knapp lateral neben der Pars descendens duodeni nach Abdrängen des Colon nach unten das Peritoneum parietale der hinteren Bauchwand, parallel mit dem absteigenden Duodenum gespalten (Abb. 42). Dadurch läßt sich unschwer das Duodenum bis an die Pars horizontalis caudalis mobilisieren. Dadurch wird die Vena cava caudalis sichtbar. An der Vorderwand ist die Pars descendens duodeni mit dem Colon und der Flexura hepatica durch zartes, aber gefäßreiches Peritoneum bedeckt und in Verbindung. Wenn diese Verbindung durch stumpfes und zum Teil scharfes Vorgehen gelöst ist, läßt sich die Pars descendens weit vorziehen, so daß in gewissen Fällen das mobilisierte Duodenum leicht an die Magenhinterwand gebracht wird. *Von Haberer* verwendet für die Anastomosenaht keine Klemme. Wir verwenden eine Duodenalklemme zeitweilig, während das Duodenum offen ist und entfernen sie dann sofort. Der Magen ist vorher bereits, wie beim B I, genügend weit, ohne ein Kompromiß einzugehen, skelettiert. Er wird in eine federnde Klemme gefaßt und dann werden wie beim B I offene Hinterwandnähte, die erst nicht geknotet werden.

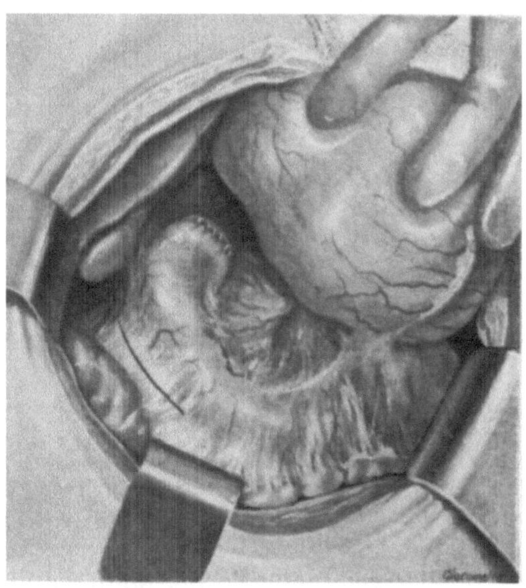

Abb. 42. Das Duodenum ist durchtrennt, der Magen nach links über den Rippenbogen geschlagen. Das Peritoneum, das vom absteigenden Duodenum zur hinteren Bauchwand zieht, wird inzidiert. Colon und rechte Flexur sind nach distal gedrängt.

angelegt. Sie werden von der großen Kurvatur her nacheinander in Richtung zur kleinen Kurvatur geknüpft. Die Eckfäden bleiben lang. Es folgt dann die Inzision der Seromuskularis knapp an dieser Nahtreihe, für die Umstechung der submukösen Gefäße an der Hinterseite und nach Zurückschlagen des Magens von links nach rechts auch an der Vorderseite. Jetzt erst wird, nachdem der Magen wieder nach links geschlagen ist, das Duodenum eröffnet. Es folgt das Anlegen der Schleimhautnaht mit zwei fortlaufenden Catgutnähten, je eine für die Hinterwand und für die Vorderseite, welche alle Wandschichten in sich faßt. Die Seromuskularisnähte der Vorderwand bilden den Abschluß der Anastomose (Abb. 43). Nun fügen wir zur Vermeidung einer Strangulation des Duodenums durch die abgetrennte Peritonealduplikatur (Mesenterium der Flexur) die Entfaltung dieser abgeschobenen Membranen durch und machen so das Tor für das durchtretende, abführende Duodenum frei, indem wir mit einigen Nähten den freien Rand an den Magen nähen (Abb. 44). Seit Einführung dieser Technik fällt die Rückstauung und das postoperative Erbrechen aus. Die so operierten Fälle zeigen ein dem B I oder B II gleiches Verhalten.

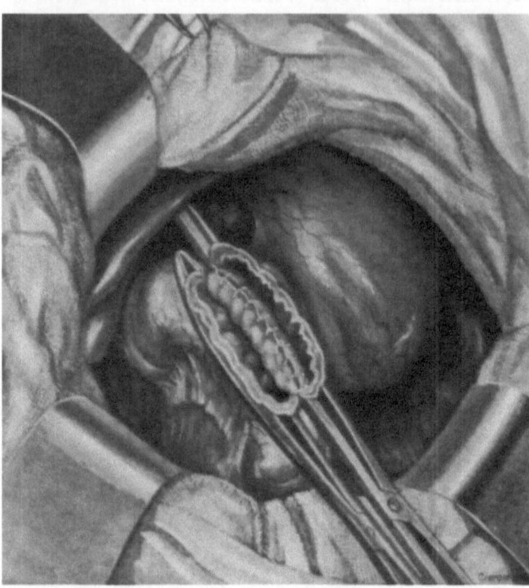

Abb. 43. Das absteigende Duodenum wird kontrapapillär und lateral mit dem Magenrestquerschnitt anastomosiert. Nach Ausführung der hinteren seromuskulären Naht ist die hintere, durch alle Schichten der Magen- und Duodenalwand geführte Catgutnaht angelegt.

Nicht indiziert ist die Methode nach *v. Haberer* bei fettleibigen Patienten, ferner bei großem Pankreaskopf, wobei die Anastomose über dem Pankreaskopf reiten würde und letzterer die Lichtung von außen her einengen würde. Auch das Verhalten des Choledochus muß dabei berücksichtigt werden: er darf bei der Drehung des Duodenums nicht in Spannung geraten oder geknickt werden. Ist die Mobilisierung durchgeführt, lassen sich diese Verhältnisse sofort kontrollieren. Bei Nichteignung zur Anastomose wird das Duodenum zurückgelegt, woraus kein weiterer Nachteil entstanden ist. Noch wichtiger ist aber die Verhinderung der Strangulation nach ausgeführter Anastomose, wodurch es möglich ist, eine viel größere Zahl von Fällen nach dieser Methode zu operieren und dem B II zu entziehen.

3. Das Verfahren nach Billroth II.

Bei der Häufigkeit der Ausführung einer B-II-Resektion erscheint die ausführliche Darstellung im Gegensatz zu der seltener geübten Methode B I und der noch seltener ausgeführten terminolateralen Modifikation weniger wichtig. Es soll daher nur auf die wesentlichen Punkte der Technik *v. Haberer* hingewiesen werden. Die Versorgung des Duodenalstumpfes entspricht der vorher dargestellten Technik. Bei tiefer Penetration eines Hinterwandulcus wird, wie von *v. Haberer* beschrieben, die Plombierung der Nische, die nach Ausschälung des penetrierten Ulcus entstanden ist, mittels der Vorderwand durchgeführt. Genau so wie bei den ersten Methoden werden die Umstechungen der submucösen Gefäße ausgeführt, dann folgt die Gastrojejunostomia totalis, die wir entweder retrocolisch mit kurzer Schlinge, in letzter Zeit nach *v. Haberer* auch antecolisch, aber ohne Braunscher Anastomose mit Hinzufügen von Kappelerschen Nähten an der kleinen Kurvatur ausführen. Magen und Jejunum liegen dabei in der dreiteiligen Klemme nach *v. Haberer*. Die Naht wird zweireihig, und zwar für die Seromuskularis mit Seidenknopfnähten, für die Schleimhaut mit je einer fortlaufenden Catgutnaht für die vordere und hintere Halbzirkumferenz durchgeführt (Abb. 45).

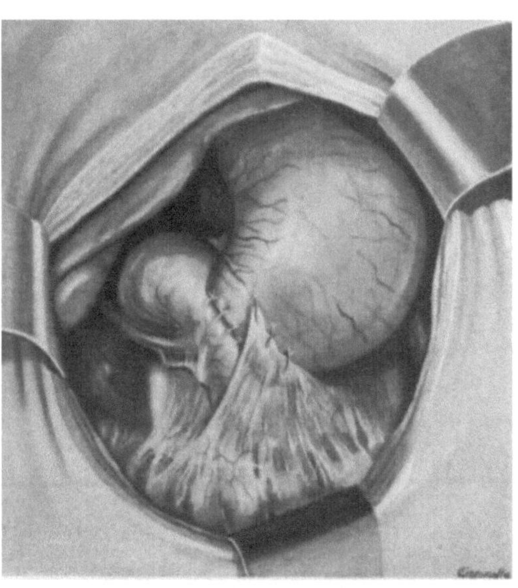

Abb. 44. Die terminolaterale Anastomose vollendet. Die zu einer Falte abgeschobene Mesenterialduplikatur des Colons und der rechten Flexur ist entfaltet, ausgespannt und ihr freier Rand mit einigen Knopfnähten an der Vorderwand des Magens angeheftet. Damit ist das Tor für das abführende Duodenum offengehalten.

Bei der Resektion eines hochsitzenden Magenulcus wird nach Möglichkeit ein B I ausgeführt. Doch haben wir in letzter Zeit auch in diesem Fall die terminolaterale Anastomose durchgeführt. Sollten beide nicht indiziert erscheinen, wird die Resektion nach B II beendigt.

Nicht unwichtig erscheint der Hinweis, daß die *v. Haberer* empfohlenen Submucosaumstechungen nicht allein die Gefahr der Nachblutung einschränken, sondern durch die Raffung, die sie verursachen, auch eine Kongruenz der Lumina erzielen lassen, ferner, auch, wie die röntgenologischen Nachuntersuchungen der Fälle unserer Klinik zeigen, zu einer rhythmischen Entleerung der Anastomose führen und die Sturzentleerung des Magens selten werden lassen.

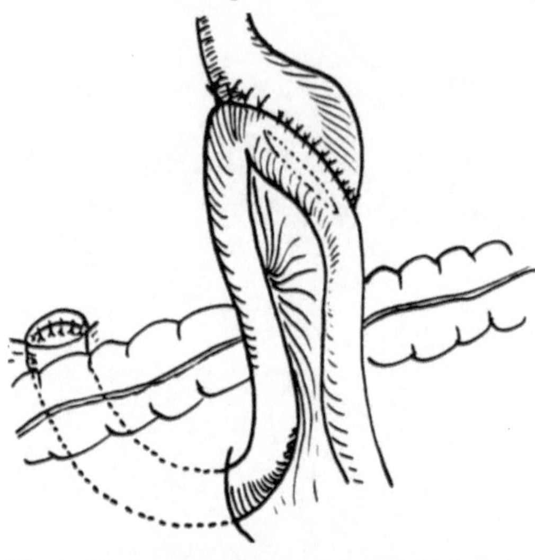

Abb. 45. Die derzeit von *v. Haberer* bevorzugte Methode des Billroth II mit kurzer auszuführender antecolischer Schlinge, die durch zwei bis drei Kappelersche Aufhängungsnähte gegen die Cardia zu fixiert wird, so daß sich die *Braun*sche Anastomose erübrigt.

V. Die Anästhesie.

Als *Billroth* am 29. Jänner 1881 die erste erfolgreiche Magenresektion durchführte, war die sich langsam durchsetzende Technik der Schmerzbekämpfung soweit gediehen, daß dieser schwere und langdauernde Eingriff im Oberbauch erst die Möglichkeit der Durchführung erhielt. Seither zählt es zu den vornehmsten Aufgaben der Chirurgie, dem leidenden Menschen, bei den zu seiner Heilung notwendigen operativen Maßnahmen, die ihm dabei zugefügten Schmerzen zu nehmen. Außerdem ist wohl jedem klar, daß der Erfolg der Schmerzverhütung dem Operateur erst die wesentlichsten Bedingungen schafft, den Eingriff erfolgreich durchzuführen.

In gleicher Weise wie vom Chirurgen die beste Ausbildung für die Durchführung des vorzunehmenden Eingriffes gefordert wird, muß sie auch vom dem Arzt verlangt werden, der dazu berufen wird, die Schmerzbekämpfung vorzunehmen, ein Standpunkt, der sich erst in letzter Zeit nach dem Beispiel der anglo-amerikanischen Anästhesiologie durchzusetzen beginnt. Bei einem Kranken in gestörtem Gleichgewicht kann die geringste Unaufmerksamkeit eine Katastrophe herbeiführen. Eine schlechte Anästhesie kann den ganzen Unterschied bedeuten, der zwischen Leben und Tod besteht *(Macintosh).* Wie schwer krank ein Patient auch sein mag, so kann er doch eine Anästhesie aushalten, wenn sie in geschickter Weise vorgenommen wird. Wenn ein Patient fähig ist, das chirurgische Trauma zu überstehen, so ist er auch imstande, eine Narkose auszuhalten. *Der Chirurg sollte immer die Hilfe von Anästhesisten haben, die ihm immer vollkommene Operationsbedingungen ohne Mortalität der Narkose, sowohl während, als auch nach der Operation zu schaffen vermögen.* Die Betonung liegt auf demWort *immer,* denn bei Narkosen genügt ein hoher Prozentsatz von Erfolgen nicht. Der Erfolg muß 100%ig sein.

Während in den Anfängen der Magenchirurgie fast nur Chloroform und Äther bzw. die von *Billroth* angegebene Mischung (1 Teil Äther, 1 Teil Alkohol, 3 Teile Chloroform) imstande waren, relativ günstige Operationsbedingungen hinsichtlich der Ruhigstellung des Operationsgebietes zu schaffen, so vermag der Fortschritt in der Medizin heute doch bessere Methoden bei Berücksichtigung des Allgemeinzustandes des Patienten aufzuweisen.

Vom Chloroform muß man bemerken, daß seine toxischen Wirkungen es aus der Reihe der gerne gebrauchten Mittel ausscheiden ließen. Ebenso wird die Billrothmischung, die die Vorteile von Äther und Chloroform nicht vereinigen konnte, da der Äther rascher verdunstet und dadurch kaum zur Geltung kommt, nicht mehr verwendet. Vom Äther allein aber kann man doch behaupten, daß er bei richtiger Anwendung gute Ergebnisse zu liefern imstande ist. Er ist ein Mittel, gut geeignet, eine relativ ungefährliche, tiefe Narkose zu erzielen. Die Atemtätigkeit als der wichtigste Faktor der Inhalationsnarkose gibt einen verläßlichen Anhaltspunkt über deren Tiefe. Für den Äther speziell gilt als bemerkenswert, daß er die Atmung und weitere Aufnahme des Narkotikums abstellt, bevor am Zirkulationsapparat ein bedeutender Schaden entstanden ist. Kein anderes der stark wirkenden Mittel kommt dem Äther in dieser Hinsicht nahe. Alle anderen verursachen schon vor dem Atemstillstand eine schwere eventuell irreversible Schädigung des Herzens und der Zirkulation. Der Nachteil der Äthernarkose liegt nun zur Hauptsache in der Störung des Zuckerstoffwechsels, wobei es zu einem Anstieg des Blutzuckers und damit zu einer Acidosebereitschaft kommt, was besonders bei Diabetikern unangenehme Erscheinungen zur Folge hat. Weitere Nachteile der Narkose mit Äther sind die Reizwirkung auf die Schleimhäute und die nicht außer acht zu lassende Explosionsgefahr. Falls einmal Äther überdosiert wird, kann er durch künstliche Ventilation mit einem O_2-CO_2-Gemisch verhältnismäßig rasch ausgeschieden werden.

Das *Lachgas* selbst ist in seiner Wirkung zu schwach, um die Durchführung einer Magenoperation reibungslos zu gestalten. Die Schwäche der Wirkung darf aber nie dazu veranlassen, unter die Beimischung von mindest 20% Sauerstoff herunterzugehen, denn die dabei tatsächlich erreichten Zeichen einer tieferen Narkose werden nicht so sehr durch die höhere Konzentration des Stickoxyduls, sondern vielmehr durch den Sauerstoffmangel bedingt. Dauert ein solcher Zustand nur eine ganz kurze Zeit, so erholt sich der Patient meist wieder. Bei gewisser Dauer und bei einem gewissen Grad von Anoxämie kommt es aber zu nekrobiotischen Vorgängen im Gehirn, die ernste Folgen haben. Da jedoch mit dem Lachgas ein subjektiv angenehmes Einschlafen und Erwachen zu erzielen ist, so darf es als ein ausgezeichnetes Mittel zur Einleitung einer tiefen Äthernarkose betrachtet werden. Das Risiko ist weitaus geringer als beim Chloräthyl oder bei Barbituraten, so daß diese Kombination (Lachgas—Äther) als die Methode der Wahl des kleineren Krankenhausbetriebes angesprochen werden kann, wo kein für die Narkose speziell ausgebildeter Arzt zur Verfügung steht und dieses verantwortungsvolle Geschäft einer intelligenten Krankenschwester übertragen werden kann.

Neben dem subjektiven „Katzenjammergefühl" werden die besonders auf den Gebrauch von Äther zurückzuführenden postoperativen Lungenkomplikationen (Ätherpneumonie) gefürchtet, so daß man bestrebt war, andere Methoden zur Ausschaltung dieser den Operationserfolg oft in Frage stellenden sekundären Erscheinungen für die Schmerzbekämpfung zu finden. Die oftmals schlechte Ausbildung des Narkotiseurs und die anschließende postoperative Pneumonie haben wohl *Finsterer* und *Braun* bewogen, die Äthernarkose zugunsten der Lokal- und Leitungsanästhesie fallen zu lassen. Viele Statistiken geben der lokalen Schmerzbekämpfung das Wort. Vor allem haben *Braun* und *Finsterer* sich in der Ausarbeitung dieser Methoden verdient gemacht. Sie verwenden dazu eine halbprozentige Novocain-Suprarenin-Lösung, die zwischen Nabel und Xyphoid fächerförmig in die Tiefe der Bauchdecken infiltriert wird. Durch Diffusion der einzelnen Novocaindepots entsteht schließlich ein ununterbrochener Streifen von novocaindurchtränktem Gewebe, wodurch die in demselben verlaufenden Nerven gelähmt werden. Der Hautschnitt kann dann schmerzlos ausgeführt werden. Bei der Eröffnung des Peritoneums werden unmittelbar über dem Nabel sehr häufig Schmerzen empfunden, da sensible Nerven mit dem Ligamentum hepato-umbilicale verlaufen und am Nabel ihre Endausbreitung haben *(Moritsch)*. Um diese Schmerzen auszuschalten infiltriert *Finsterer* das Peritoneum in der Umgebung des Nabels nochmals. Erwähnenswert wäre noch, daß durch die unteren Ertremitäten das Becken stark nach kaudal gezogen wird, ein Umstand, der die Spannung der Rectusmuskulatur noch erhöht. Ein einfaches Verfahren gibt *I. Howard* an, diese zusätzliche Spannung zu beheben, indem er unter die Kniekehlen des Patienten ein 20 bis 30 cm hohes Kissen legt. Für den intraperitonealen Eingriff ist es nun notwendig, das betreffende Organ und seine Umgebung vor Schmerzempfindungen zu blockieren. Die Ausschaltung der viscerosensiblen Nerven kann nun durch Mesenterialanästhesie *(Finsterer)* oder durch Blockierung der Nn. splanchnici erreicht werden. Eine segmententsprechende paravertebrale oder eine der Methoden der Spinalanästhesie in entsprechender Höhe kann dasselbe Ziel erreichen lassen. Eine Unterstützung des anästhetischen Effektes vermag noch durch eine ringförmige Novocainblockade der beiden Vagusäste erzielt werden *(Finsterer, Denk, Moritsch)*. Allen jenen Verfahren von Schmerzbekämpfung, die innerhalb der Peritonealhöhle ausgeführt werden, nachdem man in Bauchdeckenanästhesie die Laparotomie durchgeführt hat, haftet der Nachteil eines anästhesielosen Intervalles an. Ist man wohl imstande, die Laparotomie schmerzfrei auszuführen, so wird der unvermeidliche Zug bei Durchführung der Mesenterial- wie auch der Splanchnicusblockade derart unangenehm empfunden, daß abgesehen von der psychischen Belastung des Patienten — man verlange von diesem keine heroische Einstellung auf dem Operationstisch — durch die reflektorische Abwehrspannung das Anbringen der weiteren Anästhesie sehr erschwert oder sogar in Frage gestellt werden kann. Entsprechende sedative Prämedikation, Suggestion, wie zartes Operieren, kann in einem Teil der Fälle ein Zusatznarkotikum wohl überflüssig machen, in einem anderen wird bei bester Technik eine zusätzliche Allgemeinnarkose nicht verweigert werden dürfen, da die geringe Menge eines Allgemeinnarkotikum nie den Schaden eines schweren psychischen Traumas verursachen wird. So gut die unmittelbare Statistik der Lokalanästhesie auch aussehen mag, wird der Erfolg derselben nach unserer Auffassung doch nur von der guten Ausbildung des durchführenden Arztes abhängig sein. Der Patient empfindet den Eingriff doch mehr oder minder als seelische Belastung. Außerdem kann gerade bei Magenoperationen, also Oberbauchlaparotomien, die postoperative Pneumonie nur in dem Maße verhindert werden, als sie auf die Reizwirkung des Äthers zurückgeführt wird. Dieser Umstand, welcher durch die reflektorische Ruhigstellung der schmerzhaften Bauchdecken und die verminderte

Ventilation der Lunge in der ersten postoperativen Phase hervorgerufen wird, kann nur durch physikalische Maßnahmen, wie Atemgymnastik und Ventilation mit einem O_2-CO_2-Gemisch bekämpft werden. Häufig sind kleine Atelektasen die auslösenden Faktoren der Pneumonie. Lediglich die Aspirationsgefahr ist in der Lokalanästhesie hintangehalten. Die Gefahren der *Spinalanästhesie* liegen so nahe neben denen der Chloroformnarkose und die psychische Belastung des Kranken ist durch die postoperativen Beschwerden, vor allem durch die sehr häufig auftretenden Kopfschmerzen, zusätzlich zur Empfindlichkeit des Operationsgebietes, noch höher anzusprechen als bei der Lokalanästhesie *(Moritsch).* Dem Patienten erwachsen durch ungewolltes Aufsteigen der Anästhesie ins Cervicalmark bis zum Atemzentrum und Lähmung des Nervus phrenicus und der Atemmuskulatur besondere Gefahren. Es kann zum plötzlichen Exitus kommen. Nicht zu selten treten schwere, bis sehr bedrohlich werdende, Blutdrucksenkungen auf. Durch die Lähmung der Vasoconstriktoren kommt es nicht nur zu einer Verblutung in die Splanchnicusgefäße, sondern auch zu einer Vasomotorenlähmung in der Haut und Muskulatur der unteren Extremitäten; damit gerät die Blutverteilung völlig aus dem Gleichgewicht. Der Ausgleich dieser geänderten Zirkulationsverhältnisse hängt von der Beschaffenheit des Herzens und des Gefäßapparates des Patienten ab. Die guten Ergebnisse, die mit dieser Anästhesietechnik erreicht wurden, sind zweifellos auf die meisterhafte und vorsichtige Durchführung derselben zurückzuführen (*v. Haberer,* u. a.).

So verschieden die Meinungen über die beste Anästhesietechnik bei der Magenoperation heute noch sind, vermögen wir doch auf ein besonderes durch Engländer und Amerikaner entwickeltes fortschrittliches Verfahren hinzuweisen, das auch in jüngster Zeit in Österreich seine Einführung fand *(Moser, Mayerhofer, Feuerstein).* Ehe jedoch auf dieses Gebiet näher eingegangen wird, muß etwas Historisches und Grundsätzliches über das Problem und die Auffassung der Anästhesie selbst erwähnt werden. Die operative Medizin in England kann sich glücklich schätzen, daß bereits vor über 100 Jahren ein solch guter Beobachter und Wissenschaftler wie *John Snow* seine medizinische Vorliebe der Narkose zuwandte. Seine zwei Bücher über dieses Thema wurden 1847 und 1848 veröffentlicht und zeugen von seinen Vorzügen. Er war der erste, bald gefolgt von *Tom Clover* und von einer ununterbrochenen Linie *medizinisch spezialisierter Anästhesisten* und es ist möglich, daß die Tüchtigkeit dieser beiden Männer weitgehend dafür verantwortlich ist, daß die Narkose in England traditionell als eine Disziplin betrachtet wird, welche medizinisch qualifizierten Leuten zugehört, genau so wie die Fächer Chirurgie, Frauenheilkunde, Pathologie *(Macintosh)*. Wenn auch heute am europäischen Festland, vor allem aber in den deutschsprechenden Gebieten diese Tatsache erst langsam die gebührende Beachtung erfährt, so muß man für die moderne Anästhesie, mehr noch als für die bisher geübte, die schwere Verantwortung denjenigen Personen überlassen, für welche die Ausbildung nicht genug sorgfältig und ausgedehnt gewählt werden konnte. Wenn die deutsche Chirurgenschule — unter Außerachtlassung des psychischen Traumas — lange Zeit der Lokalanästhesie den nahezu ausschließlichen Vorzug gab, muß zugegeben werden, daß dieselbe auch nur dort ihre von den Autoren gerühmte gute Statistik erhielt, wo erfahrene und besonders geübte Leute sich diesem Gebiet mit besonderer Liebe und Aufmerksamkeit widmeten. Wie es in bezug auf den Patienten kein sicheres Messer, sondern nur einen sicheren Operateur geben kann, so darf das Verhältnis des Kranken zum Narkosemittel und dem, der es anwendet, wohl von demselben Gesichtspunkt aus Betrachtung finden. Der Operateur aber, der gewohnt ist mit einem guten Anästhesisten einvernehmlich zu arbeiten, wird nicht nur die Vorteile, die daraus vor allem für den Patienten, aber nicht zuletzt für ihn erwachsen, zugeben, sondern auch anerkennen, daß die Ausbildung des Narkotiseurs eine allgemeine und spezielle sein muß. Seine Arbeit erstreckt sich nicht allein auf die Hebelbedienung am Narkosegerät bzw. auf die Zuführung des Narkosemittels; nicht die spezielle Apparatur und auch nicht das Mittel sind im Vordergrund und geben allein die guten Resultate, sondern die gute Schule des Mannes dahinter, ist für eine sichere und sanfte Narkose verantwortlich. Die Darstellung dieses Gesichtspunktes erscheint unbedingt wichtig, um die Betrachtungen über die im folgenden angeführten Möglichkeiten einer fortschrittlichen Anästhesie nicht dadurch zu diskreditieren, daß diese Methoden in der Hand unausgebildeter Leute schlechte und gefährliche Ergebnisse liefern. Für die Chirurgen sollte es nicht den Streit geben, ob das deutsche Evipan oder das englische Pentothal ein besseres Ergebnis gibt. Dieses wird ihnen, mit diesem oder jenem, der geeignet und genügend lang ausgebildete, mit dem Mittel vollkommen vertraute Narkotiseur ihres Hauses liefern. Bei dieser Erkenntnis wäre ein großer Schritt nach vorwärts getan. Die Geschicklichkeit des Anästhesisten aber liegt im Herbeiführen idealer Operationsbedingungen mit absoluter Sicherheit, unter minimalen Mengen depressorisch wirkender Mittel.

Der Patient verlangt von einer idealen Narkose, daß er rasch und angenehm einschlafe und beim Erwachen die bisher so unangenehm empfundene Übelkeit wegfalle. Weil er die Gefahren nicht kennt, legt er so großen Wert auf die Annehmlichkeit.

Der Chirurg wünscht ein Mittel, welches nicht feuergefährlich, die Blutung nicht vermehrt und vollkommene Muskelerschlaffung auszulösen imstande ist.

Für den Narkotiseur ist eine möglichst große Sicherheitszone wichtig, innerhalb welcher das Mittel angewendet werden kann. Es soll kräftig wirken, um mit viel Sauerstoff zusammen jede gewünschte Narkosetiefe zu erzeugen. Eine Anoxämie darf auf keinen Fall erlaubt werden. Vermag man einen Patienten reichlich mit Sauerstoff zu versorgen, wird er sicher keinen wesentlichen Schaden durch die Narkose erleiden. Sauerstoff möge deshalb auch bei der lokalanästhetischen Technik nicht mehr vermißt werden.

Der Eingriff am Magen stellt nun ganz besondere Forderungen auf. Minimale Atembewegungen mit reichlicher Sauerstoffversorgung, vollständige Muskelerschlaffung zum bequemen Zugang ans Operationsfeld, Schutz vor Schock, der bei Oberbauchoperationen besonders leicht auftreten kann (Zwerchfellnähe), Verhütung der pulmonalen Komplikationen sind die wesentlichsten Punkte.

Modernisierung des Narkoseverfahrens durch endotracheale Intubation, verbesserte Narkoseapparate, die eine genaue Dosierung der zugeführten Gase erlauben und Einführung des Gebrauches von Curare ließen diese Bedingungen durch Anästhesisten guter Schule fabelhaft erfüllen. Nun war man imstande, bei sicherer Freihaltung des Atemweges genau dosierbare Gasmengen zuzuführen, die durch Kombination mit der muskellähmenden Wirkung des Curare dem Patienten wirklich die schonendste Schmerzverhütung teilwerden lassen, ohne daß der Operateur auf seine obenangeführten Forderungen hätte verzichten müssen *(Hügin).*

Die endotracheale Intubation ist das wichtigste Hilfsmittel gegen Widerstände in den Atemwegen und wesentlich für die Aufrechterhaltung des physiologischen Gasaustausches. Man versteht darunter das Einführen von Gummirohren durch den Kehlkopf in die Trachea, wodurch verhindert wird, daß sich das Gaumensegel, der Zungengrund, die Epiglottis, die Stimmbänder oder Sekrete dem Luftstrom in den Weg legen. Ferner verhindert die Tube die so gefürchtete Aspiration von Erbrochenem. Während der Narkose pendelt nun beim intubierten Patienten die Atemluft mit geringstem Widerstand hin und her, so daß die durch die Preßatmung hervorgerufenen und wegen ihrer Lästigkeit vom Operateur so gefürchteten Zwerchfellbewegungen und Spannungszustände wegfallen. Das hiezu benötigte Instrumentarium ist einfach. Eine Anzahl weicher oder halbsteifer Rohre aus Gummi mit verschiedenem Kaliber *(Gue-*

del, Macintosh, Waters), leicht gekrümmt und mit schräger seitenständiger unterer Öffnung, ein Laryngoskop *(Macintosh, Foregger, Miller, Murphi)* und eine gute Saugpumpe, an Nelatonkatheter angeschlossen, bilden das ganze Besteck. Wichtig ist es, den Intubationsweg gut, schmerz- und reflexlos zu bereiten, um die reibungslose Einführung des Trachealkatheters zu erreichen. Die im Anschluß an Intubationen manchmal beobachtete Heiserkeit schwindet meist ohne besondere Therapie und kann nur eine Folge einer nicht ausreichenden Intubationsanästhesie sein. Hier sei festgestellt, daß die Anwendung von Curare und die Intubation als weitaus wichtigste Neuerung der Narkosetechnik zu gelten hat.

Es gibt die verschiedensten Modelle guter Narkoseapparate (*Heidbrink, Foregger, McKesson, Boyle* und nicht zuletzt der ausgezeichnete Pulmotor von *Craaford*), die die Durchführung eines sogenannten geschlossenen Systems — Kohlensäureabsorption durch einen dazwischen geschalteten Natronkalkfilter — erlauben und es ist schwer zu sagen, welchem Gerät man den Vorzug geben könnte. Das wesentlichste ist die Vertrautheit des Anästhesisten mit dem betreffenden Gerät. Das geschlossene Narkosesystem mit dem CO_2-Absorber erwies sich in mehrfacher Hinsicht als vorteilhaft und wird heute für alle Arten der Inhalationsnarkose ausgiebig verwendet. Seine Vorzüge liegen in der Konstanterhaltung des Narkosemittels, wodurch eine Feinregulation der Narkosetiefe erleichtert wird. Das gesamte Atemvolumen, soweit es nicht vom Narkosemittel beansprucht wird, steht für den Sauerstoff zur Verfügung. Der ausgeatmete Wasserdampf bedingt rasch eine Sättigung der eingeschlossenen Gase mit Feuchtigkeit. Von diesem Augenblick an verliert der Patient durch die Lungen kein Wasser mehr; ebenso bleibt die Wärme der ausgeatmeten Gase konserviert.

Curare, im Handel als Intocostrin (amerikanisches Präparat der Firma *E. R. Squibb & Sons)* oder Tubarin (englisches Präparat der Firma *Burrough & Wellcome)* und neuerdings auch Tubocurin (österreichisches Erzeugnis der *Heilmittelwerke*, Wien), ist ein Alkaloid der südamerikanischen Pflanze *Chondodendron tomentosum.*

1595 im Bericht von Sir *Walter Raleigh* über die Indianer am Amazonas erstmalig erwähnt, wurde es dort als Pfeilgift für Jagd und Krieg verwendet.

Nach der Aufbewahrungsart erfolgte die Benennung in Tubocurare (Fischjagd), Topfcurare (Vogeljagd), Calibassencurare (Krieg). Das zuletzt erwähnte gilt als die giftigste Form. Der Physiologe *Claude Bernard* stellte die lähmende Wirkung auf die Skelettmuskulatur fest und erkannte, daß Versuchstiere bei künstlicher Beatmung die Wirkung einer gewissen Menge dieses toxischen Alkaloides zu überstehen vermochten. Der wiederholte Versuch, das Mittel in den medizinischen Gebrauch einzuführen, scheiterte solange, bis es *McIntyre* 1943 gelang, einen reinen Extrakt herzustellen. Die Alkaloide des Rohcurare hatten neben der paralysierenden Wirkung auf die Skelettmuskulatur solche sekundäre Toxizität, daß man es für den Menschen nicht in Gebrauch nehmen konnte (Bronchospasmus, Konvulsionen, Blutdruckabfall). 1944 wurde das gereinigte Präparat erstmalig von *Griffith* zur Narkoseunterstützung angewendet. Es ist seither in den angelsächsischen Ländern als ganz vorzügliches Mittel zur Muskelerschlaffung in Gebrauch.

Chemisch ist das reine d-Tubocurarin eine quarternäre Ammoniumbase, für die *King* folgende Strukturformel darstellte:

H_2 N . CH_3 — CH_3O OCH_3
H_2 — CH_2 — O —
CH_3O — CH_2 — H_2
CH_3O — O — CH_3N H_2

Lösungen der Droge sind bei Gegenwart von Luft nicht haltbar. Die Löslichkeit in Wasser ist wohl gering, genügt jedoch, um eine 1%ige Lösung herzustellen. Der Versuch, die bessere Löslichkeit in organischen Lösungsmitteln auszunützen, wurde aufgegeben, da das Mittel nun sehr leicht Thrombosen erzeugte. Wegen seiner sauren Reaktion soll es nicht direkt mit den zur Narkose gebrauchten Barbitursäurederivaten gemischt werden, da sonst die freie Barbitursäure ausfällt. Es gibt derzeit noch keine chemische Methode, kleine Mengen von Tubocurarin in Körperflüssigkeiten nachzuweisen. Ausgeschieden kann es in größerer Menge im Harn festgestellt werden.

In England wurde seine Wirkung auf ein isoliertes Diaphragma-Phrenicus-Präparat zur Standardisierung verwendet. Angriffspunkt der Droge ist die neuromuskuläre Leitung an der myoneuralen Verbindungsstelle (motorische Endplatte), wahrscheinlich durch Hemmung der Rezeptorsubstanz im Muskel an der Reaktion mit Acetylcholin, welches der notwendige chemische Vermittler für die Überleitung der nervösen Impulse vom Nerv zum Muskel zu sein scheint. Mit anderen Worten, man nimmt an, daß das Curare die Reizschwelle für das Acetylcholin im Muskel erhöht. Nach *Gross* und *Cullen* (1945) basiert auf Grund von Experimenten am Hunde die Meinung, daß curarisierende Drogen überall dort angreifen, wo im Nervensystem Acetylcholin der chemische Vermittler ist. Dies würde jedoch bedeuten, daß auch die glatte Muskulatur des Darmes zum Beispiel durch das Curare gelähmt würde. Bei klinischer Dosierung konnte dies beim Menschen genau so wenig beobachtet werden, wie der angebliche Block des autonomen Nervensystems. Auf keinen Fall erfolgt die Wirkung direkt auf den Muskel, da die 20.000fach erhöhte Dosis den Muskel selbst nicht lähmt. Durch die intravenöse Injektion von d-Tubarinchlorid wird eine rasche progressive Lähmung der willkürlichen Skelettmuskulatur erzielt. Es werden alle Muskeln davon betroffen und die von einzelnen angegebene selektive Wirkung ist zu verneinen. Der Vorgang nimmt die Reihenfolge:

Kopfnervenversorgte Muskeln,
Gliedmaßen,
Rücken, Abdomen, Thorax,
schließlich Diaphragma.

Die Wirkung des Mittels ist progressiv und der Höhepunkt wird bei kleinen Dosen nach zirka drei Minuten erreicht. Eine Dosis von 1 bis 2 mg bewirkt Doppelsehen durch die Lähmung der Augenmuskulatur. Andererseits ist eine Dosis von 25 mg oder nicht selten mehr notwendig, um eine Atemdepression durch völlige Zwerchfellähmung zu erreichen. Der Tod erfolgt dann durch Asphyxie infolge Ausfalls der Atemmuskulatur. Die Methode der künstlichen Beatmung nach *Sylvester* und *Schäfer* ist hier erfolglos, da die Kontraktionsfähigkeit der Atemmuskulatur nicht mehr vorhanden ist. Nur eine konsequent durchgeführte Insufflation, bedingt durch eine dicht abschließende Maske mit Betätigung eines Blasbalges, irgend ein Narkosegerät für das Überdruckverfahren oder eine eiserne Lunge geben die Gewähr, daß der Patient die atemlähmende Wirkung dieser Droge ohne Schaden überlebt. Schmerzschwelle, Tastsinn, Geruch und Gehör bleiben ohne Affektion. Vor dem Eintreten der Asphyxie tritt kein Bewußtseinsverlust auf, eine Tatsache, die bei der Anwendung zur Narkose durch entsprechende Mittel nicht übersehen werden darf. Das Alkaloid besitzt keine Wirkung auf das cardiovasculäre System. Blutdruck, Pulsfrequenz und EKG. werden nicht bemerkenswert beeinflußt. Verstärkte Blutung bei Operationen unter Tubocurarin wird auf mangelnde Sauerstoffzufuhr zurückgeführt. Bei der intrakutanen Anwendung wird neben der muskelparalysierenden auch eine histaminähnliche Wirkung festgestellt, indem genau wie bei diesem eine Quaddel mit Hofbildung entsteht. *Gray* berichtet bis 1948 über 10.000 Fälle, bei denen keine vasodepressorische und bronchospastische Wirkung beobachtet werden konnte. Die rasche Ausscheidung oder Zerstörung, der Metabolismus im menschlichen Organismus ist noch wenig geklärt.

Ein Teil wird in der Leber wohl zerstört, ein anderer durch die Niere ausgeschieden. Der Vorgang konnte mit den üblichen Funktionsprüfungen dieser Organe noch nicht geklärt werden. Die Droge wird bei der intravenösen Applikation ebenso rasch resorbiert und meist auch sehr bald wieder abgebaut. Nur bei der Myasthenia gravis scheint dieser Metabolismus so sehr verändert, daß man wegen der als irreversibel beschriebenen Wirkung von der Anwendung bei diesem Zustandsbild absieht. Peroral wurde nur ein geringer Effekt mit extremhohen Dosen erreicht (50fach klinisch wirksame Dosis). Die Uterusmuskulatur wird nicht affiziert, was durch die Kontraktionsfähigkeit auf einen Inzisionsreiz bewiesen wird. Mit Äther oder Barbituraten verringert sich die klinische Dosis wesentlich, als bei der ausschließlichen Kombination mit N_2O (*Pick* und *Richards,* 1947). Das Prostigmin und seine Verwandten werden als wirksame Mittel bezeichnet, den Effekt der Droge rückgängig zu machen. Beim Menschen ist der Erfolg nicht verläßlich sicher, weshalb wir die Forderung erheben müssen, den Patienten nicht früher aus der Beobachtung bzw. assistierten Atmung zu entlassen, so lange nicht die selbständige Atemtätigkeit als gesichert erscheint.

Die von *Moser* und *Hügin* im Selbstversuch beschriebene Recurarisierung verhindert nur dann böse Erfahrungen am Patienten, wenn dieser vorhin angeführte Grundsatz restlos befolgt wird. Wir selbst konnten bei unserem ausgedehnten Patientenmaterial noch keine derartige Recurarisierung beobachten. Weniger als 5 mg des Antidot ergeben nach englischen und amerikanischen Autoren kaum eine Wirkung, während eine höhere Dosis als 10 mg die Curarewirkung verstärken soll. Diese Beobachtung konnte auch der Verfasser an einigen Patienten machen. Bei beträchtlicher Vorsicht und geschickter Anwendung erlaubt diese Droge in Verbindung mit einem Allgemeinnarkotikum den Patienten sanft in ein chirurgisches Stadium zu versetzen und auch langdauernde Eingriffe sogar an Schockierten vorzunehmen. *Gray* und *Halton* verwenden als Prämedikation 1 bis $1^1/_2$ ccm von 10 mg Morphin und 0,6 mg Atropin. Zu Beginn der Narkose geben sie 15 mg Tubocurarin und 0,5 g Pentothal. Es sind dann nur geringe Dosen von 2 bis 4 mg Curare nach Bedarf nachzuführen. Eine andere Technik verabreicht pro Kilogramm Körpergewicht 0,3 bis 0,5 mg als Anfangsdosis. Schüler von *Gray* erheben die unbedingte Forderung nach einer pränarkotischen Testung mit 5 mg Curare. Damit hoffen sie sicher eine individuelle Überempfindlichkeit des Patienten frühzeitig vor weiterer Anwendung der Droge zu erkennen. Nach der Auffassung des Verfassers ist es aber wesentlich, den Patienten während der ganzen Zeit, wo er unter Curare steht, auf seine individuelle Reaktion genauest zu überprüfen, so daß dadurch eigentlich nie eine gefährliche Überdosierung entstehen kann.

Die Vorteile der unter der Mitwirkung von Curare erzielten chirurgischen Narkosetiefe liegen in der „Fließblatterschlaffung" *(Frederick Prescott),* der minimalen Schockgefahr, der geringen Anästhesiemenge, der Reduzierung der postoperativen Komplikationen von seiten der Narkose und der raschen Erholung des Patienten selbst. Die konsequente Durchführung dieses Verfahrens schafft für den Patienten leicht erträgliche Verhältnisse, die ihn kaum der Gefahr einer Intoxikation aussetzen, dem Operateur aber ein idealruhiges Operationsfeld. Der Patient erwacht unmittelbar nach dem Ende der Operation und er ist sofort Herr seiner Schutzreflexe. Als Allgemeinnarkotikum verwenden wir vorwiegend Pentothal oder Lachgas, bzw. die Kombination beider in geringster Dosierung. Wir verbrauchen dabei selten mehr als 0,5 bis 0,8 g Pentothal und können das Stickoxydul als ein für den Körper indifferentes, leicht eliminierbares Inhalationsnarkotikum verwenden. Bei Curarisierung des Patienten genügt es, diesen mit 40 bis 75% Lachgas in einen Zustand der Schmerzfreiheit zu halten *(Mülly).* Nachdem nun die Einleitung in einer für den Patienten angenehmen und ungefährlichen Weise erfolgt ist, bekommt er vor der Eröffnung des Peritoneums intravenös Curare in der Menge von 3 bis 6 mg. Durch die rasch eintretende Erschlaffung befindet er sich bereits in einem chirurgischen Stadium *(Killian,* III/2—3), so daß die Exploration des Magens für den Operateur reibungslos, für den Patienten aber ohne Schockgefahr erfolgen kann. Durch kleinere Gaben von Curare ist es möglich, während des übrigen Operationsverlaufes die Erschlaffung des Patienten gut beizubehalten, während dieser bewußtlos und schmerzfrei ist. Die verbrauchte Menge überschritt bei uns selten die Dosis von 15 bis 21 mg. In der letzten halben Stunde vor dem Ende der Operation ist nur ganz selten eine neue Injektion von Curare notwendig und nach Verschluß des Peritoneums ventilieren wir mit einem O_2-CO_2-Gemisch die Lunge, so daß der Patient meist unmittelbar nach Durchführung der letzten Hautnaht nicht nur angenehm und relativ frisch wieder erwacht, sondern auch nahezu immer ohne Prostigmingabe bereits curarefrei atmet. Das postoperative Erbrechen, soweit es dem Narkoseverfahren zur Last gelegt werden kann, gehört bei dieser Technik ziemlich der Vergangenheit an. Für besonders gewiegte und mit dem Curare vertraute Narkotiseure sei noch erwähnt, daß die Narkose der Magenoperationen, wie überhaupt jene des Bauchraumes nicht unbedingt eine Intubation erfordert. Eine dichtschließende Narkosemaske aus Gummi und die Freihaltung des Atemweges durch einen nach *Gue-*

del, Foregger oder *Born* modifizierten Mayotubus läßt bei richtiger Kieferstellung praktisch ebenso gute Ergebnisse wie die Intubation erzielen. Wesentlich ist die Stellung des Unterkiefers und damit eine Verhinderung der Deviation von Narkosegasen in den Ösophagus und damit in den Magen. Der Vorteil dieser Methode wäre darin gelegen, daß die für die Intubation oft tiefere, als wie für den Eingriff notwendige Anästhesie vermieden wird.

Das postoperative Zustandsbild hat sich bei der Anwendung der mit Curare verbundenen Technik soweit verändert, daß nicht nur die Gefahr der Lungenkomplikationen von seiten des Narkosemittels praktisch beseitigt ist und der Patient weitaus weniger Pflege bedarf, sondern auch der Allgemeinzustand des Operierten viel günstiger wirkt. Außerdem wirkt das Beispiel des Frischoperierten in seinem guten subjektiven Zustand äußerst günstig auf die Operationsbereitschaft des in Vorbereitung befindlichen Kranken. Der mehr oder minder ängstliche Bettnachbar wird, in Aussicht auf einen angenehmen Operationsschlaf, wesentlich beruhigt dem Eingriff entgegensehen.

Literatur zur Anästhesie.

Beyer, Chirurg 743 (1943).
Braun, H., Die Lokalanästhesie. Verlag A. Barth, Leipzig, 1914.
Campell, Gordon, J. amer. med. Assoc. 1942, April, p. 347.
Capelle, Patey, Dtsch. Z. Chir. *233,* 674 (1931); *246,* 466 (1936).
Cattel, R. B., J. amer. med. Assoc. 1936, Dez. 19, p. 2011.
Davies, R. M., Brit. med. J. 1941, Okt. 25, p. 578.
Etherington-Wilson, Brit. J. Anaesth. *15,* 135 (1938).
Fehr, Dtsch. Z. Chir. *255,* 732.
Finsterer, Die Methoden der Lokalanästhesie in der Bauchchirurgie und ihre Erfolge. Berlin und Wien: Urban & Schwarzenberg. 1923.
Hewer, L., Recent. Advances in Anaesth. and Analg.
Howard Jones, Brit. med. J. 1933, Jän. 21, 119.
Hügin, W., Helvetica Chir. Acta 1949.
Kemp, W. H., Anesth. et Analg. 1936, Nov., Dec.
Macintosh, R., 1948, Vortrag vor der schweiz. Chirurgengesellschaft, Zürich.
Mayerhofer, O., Wien. klin. Wschr. 61 (1949).
Minnit, R., Pro. Roy. Soc. Led. 1932, Dec.
Moritsch, P., Die Schmerzverhütung bei chir. Eingriffen. Wien: Wilhelm Maudrich. 1949.
Moser, H., Schweiz. med. Wschr. *18,* 408 (1949); Wien. klin. Wschr. 35 (1949).
Mülly, K., Helvetica Chir. Acta 1948.
Pässler, Zbl. Chir. 834 (1942).
Philippides, Chirurg 217 (1938).
Prescott Frederick, The Chemist and Druggist Export Review 1948.
Tanner, W. E., Post-Graduate med. J. 1932, Jänner, p. 25.

Literaturverzeichnis.

Aackerberg, E., Zbl. Chir. 1644 (1940).

Abderhalden, Lehrb. Phys. Verlag Fischer, Jena.

Albrecht, zit. nach *v. Bergmann*.

Aldehoff und *Mehring*, Verh. Ges. inn. Med. 332 (1899).

Angerer, Arch. klin. Chir. *136*, 547 (1926).

— Dtsch. Z. Chir. *201*, 228 (1927).

Annio, Zieglers Beitr. z. path. Anatom. 31 (1902).

Anschütz und *Konjetzny*, Dtsch. Z. Chir. CLIV, S. 1.

Anschütz und *Wanke*, Dtsch. Z. Chir. *234*, 424 (1931).

Aschoff, Pathol. Anat. 8. Auflage, 2. Bd. Jena: Gustav Fischer, 1936.

— Dtsch. med. Wschr. 494 (1912).

— Schweiz. med. Wschr. 261 (1939).

— Med. Klin. 974 (1920).

— zit. nach *v. Bergmann*, Handb. inn. Med.

Aschner, B., ref. Z. org. Chir. *22*, 231.

Askanazy, Virchows Arch. 234 (1921).

Babkin, Die äußere Sekretion der Verdauungsdrüsen. Berlin: Julius Springer, 1914.

Bagger, Act. chir. scand. 64, Suppl. 11.

Balfour, Minnessota med. 12, 349, ref. Z. org. Chir. 7 (1929).

— Z. org. Chir. ref. 42 (1928).

Balint, Wien. klin. Wschr. 1 (1926).

Baltin, Zbl. Chir. 39 (1939).

Bamberger, Die innere und chirurgische Behandlung der chronischen Magengeschwüre. Berlin: Julius Springer, 1909.

Baron, A. G., Rev. klin. Espan. *5*, 426—431.

Bartel, zit. nach *Redwitz* und *Fuss*.

Bauer, Mitt. Grenzgeb. Med. u. Chir. 32 (1920).

Bauer und *Aschner*, Klin. Wschr. 25 (1922).

Berg, Chirurg *4*, 318 (1932).

— zit. nach *Denk*, Arch. klin. Chir. *116*, 1 (1921).

Benedikt, Ann. Surg. 98 (1933).

Berger und *Hansen*, Allergie 1940, Leipzig.

Bergmann, Handb. inn. Med. 1. Teil. Berlin und Wien: Urban und Schwarzenberg, 1927.

— Speziell. Pathol. u. Ther., Kraus-Brugsch. Berlin und Wien: Urban und Schwarzenberg, 1921.

— Wien. klin. Wschr. 4 (1913).

— Münch. med. Wschr. 44 (1913).

— Berl. klin. Wschr. 22 und 23 (1918).

Best, Zbl. Chir. 38 (1940).

Beyer, Chirurg 743 (1943).

Bidder und *Schmidt*, zit. nach *v. Bergmann*.

Biekel, Erg. Physiol *24*, 228 (1925).

— Berl. klin. Wschr. 3 (1905).

— Dtsch. med. Wschr. 829 (1905).

— Dtsch. med. Wschr. 1323 (1906).

Bier-Braun-Kümmel, Chir. Op.Lehre, 6. Auflage, Bd. 3. Leipzig: Barth, 1933.
Billroth, zit. nach *Hauser.*
— Arch. klin. Chir. *13*, 65 (1872).
— Wien. med. Wschr. *27*, 1913 (1877).
— Wien. med. Wschr. *86*, 113 (1936).
Bircher, Arch. klin. Chir. *167*, 463 (1931); Helv. Chir. Act. Vol. *15*, 356—364, (1948).
Björkroth, Torsten, Nord. med. (Stockholm), 894—896 (1942).
Bloch, Dtsch. med. Wschr. 31 und 32 (1905).
Blond, Arch. klin. Chir. *144*, 245 (1927).
— Arch. klin. Chir. *135* (1925).
Blontlot, In Landois Lehrb. d. Phys. d. Menschen. Berlin und Wien: Urban und Schwarzenberg, 1929.
Bohmansson, Nord. med. (Stockholm), 1771—1772.
Boldyreff, Zbl. Physiol. *18* (1904).
Boller, Der operierte Magen. Wien: Urban und Schwarzenberg, 1947.
— Behandlung des Magen- und Zwölffingerdarmgeschwüres. Wien: Urban und Schwarzenberg, 1947.
— Wien. med. Wschr. 29 (1949).
Brandt, zit. nach *Cebavs* und *Probst.*
Braun, Arch. klin. Chir. *59*, 157 (1899).
Braun, H., Die Lokalanästhesie. Leipzig: A. Barth, 1914.
Braun, Langenbeck Arch. *45*, 361 (1892).
Brode, Zbl. Chir. 45 (1940).
Brousseau, zit. nach *Melchior*, N. dtsch. Kl. *22* (1910).
Brugsch, Schittenhelm, Lehrb. klin. Diagn. u. Unters. Meth. 1916.
Brunn, Dtsch. Z. Chir. *135*, 81.
Brunner, W., zit. nach *Saegesser.*
Brunner, Dtsch. Z. Chir. *69*, 101 (1903).
Bryam, Surg. Gyn. and Obst. 22, Nr. 3 (1916).
Brütt, Erg. Chir. 45 (1940).
Bsteh, Chirurg 7, 249 (1935).
— Zbl. Chir. 398 (1941).
— Wien. klin. Wschr. 285 (1946).
— Arch. klin. Chir. *175*, 114 (1933).
— Wien. Beitr. z. Chir. Bd. 4. Wien: W. Maudrich, 1949.
— Das Ulcusproblem des Magens. Wien: W. Maudrich, 1949.
Bucquoy, zit. nach *Rovsing*, Arch. klin. Chir. *114* (1920).
Bueermann, W. H., The Western J. of Surg. (1930).
Büchner, Klin. Wschr. *I*, 1 (1930).
Bunge, zit. bei *v. Haberer.*
Burk, Arch. klin. Chir. *196*, 281 (1939).
— Bruns Beitr. *69*, 101 (1903).
Busse, Verh. dtsch. path. Ges., 17. Tg., 1914, S. 290.

Caithaml, Zbl. Chir. (1950).
Campel, S. N. and *Gordon, R. A.*, Canad. med. Assoc. J. 347 (1942).
Capelle und *Patey*, Dtsch. Z. Chir. *233*, 674 (1931).
Carlson, zit. nach *Naegeli.*
Cattel, R. P. J. amer. Assoc., Dez. 19, p. 2011 (1936).
Cebavs und *Probst*, Wien. klin. Wschr. 17 (1948).
Chaillon, zit. nach *Redwitz* und *Fuss.*
Chevallier et *Moutier*, Pressemed. *II* (1936).
Chlumsky, Bruns Beitr. *20*, 231 (1898).

Clairmont, Arch. klin. Chir. *76,* 180 (1905).
— Mitt. Grenzgeb. Med. u. Chir. *20* (1909).
— Arch. klin. Chir., Bd. 162 und 167.
— Verh. dtsch. Ges. Chir. 102 (1906).
Claude, Bernhard, zit. nach *Redwitz* und *Fuss.*
Craemer, Münch. med. Wschr. 908 (1925).
Creite, Dtsch. Z. Chir. *87,* 275 (1907).
Crile, Jones and *Davis,* J. Ann. Surg. *130,* 31 (1949).
Cruveilhier, Anat. path. du Corps Hunier 1835—1842.
Christoffersen, J. C. und *Mortens, J.,* Ugeskrift f. Laeger (Dänemark). *5,* 113 (1949).
Christopher, Fr., A. Textbook of Surgery, W. B. Saunders Comp. 977 (1946).

Davies, R. M., Brit. med. J. Okt. 25, p. 578 (1941).
Deaver, Ann. Surg. *74,* 579 (1921).
Dehler, zit. nach *Redwitz* und *Fuss.*
Delageniere, zit. bei *Narath.*
Delojers, zit. nach *Naegeli.*
Demel, Arch. klin. Chir. *172,* 1 (1932).
— Zbl. Chir. 2185 (1935).
— Zbl. Chir. 3237 (1926).
Denk, Arch. klin. Chir. Bd. 162.
— Dtsch. Z. Chir. *225,* 121 (1930).
— Zbl. Chir. 2178 (1931).
— Arch. klin. Chir. *116,* 1 (1921).
— Diskussion zu *Mandl.* Wien. klin. Wschr. 216 (1948).
Devine, Surg. *747,* 239 (1928).
— ref. Z. org. Chir. 44 (1929).
Dittrich, Prager Vjschr. prakt. Heilk. 1848.
Doberauer, Zbl. Chir. 1091 (1933).
Doberer, Arch. klin. Chir. *171,* 643 (1932).
Domanig, Klin. Med., Jg. 1, S. 95 (1946).
Dragstedt, Camp and *Fritz,* Ann. Surg. *130,* 843 (1949).
Drüner, Zbl. Chir. 1510 (1931).
— Chirurg *5,* 65 (1933).
Düttmann, Zbl. Chir. 530 (1941).
Duval, Pierre, et *Moutier, F.,* Bull. Soc. nat. Chir. Bd. 54, Nr. 10, S. 423—428 (1928).
Dzsinis, Toth und *Zöld:* ref. Zbl. Path. *81,* 378.

Ebstein, zit. nach *Stahnke.*
— Arch. mikrosk. Anat. *6,* 515 (1890).
Ebstein und *Grützner,* Pflügers Arch. 6 und 16 (1878).
Edinger, Pflügers Arch. *29* (1882).
Edkins, zit. nach *Naegeli.*
Eichhelter, Arch. klin. Chir. *160,* 401.
Eichhorst, Dtsch. Z. klin. Med. *14,* 519 (1888).
Einhorn, zit. nach *Redwitz* und *Fuss.*
v. Eiselsberg, Wien. med. Wschr., Jg. 86, S. 3 (1936).
— Wien. med. Wschr., Jg. 79, S. 516 (1929).
— Arch. klin. Chir. *39,* 785 (1889).
— Arch. klin. Chir. *59,* 825 (1899).
— Mitt. Grenzgeb. Med. u. Chir. *16,* 1 (1906).
— Wien. klin. Wschr. 1910.
— Act. chir. scand. *59,* 71.

v. Eiselsberg, Langenbeck Arch. *50*, 919 (1895).
— Dtsch. Z. Chir. Bd. 44.
Ellenberger, zit. nach *v. Bergmann*.
Elliot, zit. nach *Redwitz* und *Fuss*.
Enderlen, *Freudenberg* und *Redwitz*, Zschr. exp. Med. 23 (1928).
Enderlen und *Zukschwerdt*, Chirurg *5*, 849 (1933).
—, — Dtsch. Z. Chir. *232*, 290 (1931).
Eppinger, Die Vagotonie 1910.
— zit. im Lehrb. d. spez. path. Phys. von *Heilmeyer*, 1940.
Etherrington-Willson, Brit. J. Anaesth. *15*, 135—141 (1938).
Ewald, Berl. klin. Wschr. 527 (1886).
— Berl. klin. Wschr. 1789 (1913).
— zit. nach *Katsch* und Bergmanns Handb. d. inn. Med.
Exalto, Mitt. Grenzgeb. Med. u. Chir. *23*, 13 (1911).
Exner, Dtsch. Z. Chir. *111*, 576 (1911).
— Wien. klin. Wschr. 1405 (1912).

Faber, Erg. Med. Kinderhk. *6* (1910).
— In *Kraus-Brugsch*, Spez. Path. u. Ther. d. inn. Krankh., Bd. 5.
Fehr, Dtsch. Z. Chir. *255*, 732.
Finsterer, Arch. klin. Chir. 1926.
— Zbl. Chir. 434 (1918).
— Zbl. Chir. *52*, 954.
— Arch. klin. Chir. *131*, 119 (1924), u. s. 71.
— Zbl. Chir. 610 (1940).
— J. intern. Chir. 1 (1949).
— Wien. klin. Wschr. 394 (1939).
— Diskussion zu *Mandl*. Wien. klin. Wschr. 1948.
— Arch. klin. Chir. *120* (1922).
— Arch. klin. Chir. *133* (1924).
— Arch. klin. Chir. *189* (1937).
— Med. Klin. *I*, 539 und 585 (1927).
— Zbl. Chir. 464 (1942).
— Dtsch. Z. Chir. *128*, 514 (1914).
— Arch. klin. Chir. *107*, 108 (1915).
— Wien. klin. Wschr. *52*, 394 (1939).
— Med. Klin. *19*, 1425 (1923).
— Klin. Wschr. 1253 (1922).
— Wien. med. Wschr. 7 (1947).
— Wien. med. Wschr. 1927.
— Wien. klin. Wschr. 1938.
— Erg. Med. 15 (1931).
— Dtsch. Z. Chir. *158*, 44.
— Die Methode der Lokalanästhesie in der Bauchchirurgie und ihre Erfolge. Berlin und Wien: Urban und Schwarzenberg, 1923.
— Zbl. Chir. *9* (1938).
Fischer, Briefe von *Theod. Billroth*, 9. Auflage, Brief 197, 1922.
Fischer und *Kaiserling*, Virchows Arch. *297* (1936).
Flechtenmacher, Chirurg XIV, 367 (1942).
Fleiner, Münch. med. Wschr. 1169 (1919).
Flörcken Zbl. Chir. *1* (1925).
— Zbl. Chir. 1658 (1923).
— Zbl. Chir. 2772 (1926).

Flörcken, Zbl. Chir. 708 (1932).
— Fschr. Ther. *8,* 37 (1932).
— Arch. klin. Chir. *1996,* 115 (1939).
Fogarasi, Wien. klin. Wschr. *58,* 716 (1946).
Forsell, Über die Beziehungen der Röntgenbilder des Magens zu seinem anatomischen Bau. Hamburg: Graefe und Sillem, 1913.
Friedemann, Zbl. Chir. 1092 (1933).
— Zbl. Chir. 2658 (1934).
— Zbl. Chir. *44* (1922).
— Dtsch. Z. Chir. *192,* 191 (1925).
— Zbl. Chir. 1052 (1932).
— Arch. klin. Chir. *165,* 458 (1931).
Friedenwald, J., and *S. Morrison,* New. intern. Chir. 1 (1939), ref. Z. org. Chir. 93.
Fromme, Arch. klin. Chir. *196,* 281 (1939).
— Zbl. Chir. *1,* 19 (1949).
— Arch. klin. Chir. 1353 (1939).
Fuchs, Wien. klin. Wschr. 639 (1948).

Genzken, Dissertation, Kiel, 1912.
Gesenius, zit. nach *Redwitz* und *Fuss.*
Giessel, Arch. klin. Chir. *189,* 71.
Goepel, Zbl. Chir. *50,* 201 (1923).
Goetze, zit. nach *Naegeli.*
— zit. nach *Bier-Braun-Kümmel.*
Gordon-Taylor, Lancet 2 (1935).
— brit. Journ. Surg. 25 (1937).
Gosset, Kongr. Franc. de Chirurg. Paris, 1931.
Gotenbruck, Arch. klin. Chir. 343—390.
Goto, Arch. klin. Chir. *197,* 385 (1940).
Graser, Verh. dtsch. Ges. Chir. 100 (1906).
Grevillius, A., und *H. Cederlund,* Arch. klin. Chir. *202,* 479.
Groedel, Ergänzungsband 27 zu Fortschritte auf dem Gebiete der Röntgenstrahlen. Hamburg: Graefe und Sillem.
Gruber, Arch. klin. Med. *110* (1917).
— Münch. med. Wschr. 989 (1919).
— Wien. klin. Wschr. *47/48* (1925).
Günzburg, ref. Münch. med. Wschr. *14* (1924).
— Arch. Verdgskrkh. *33* (1924).
Gütig, Chirurg, *V,* 547 (1933).
Guleke, H. Nieden und *H. Schmidt,* Kirschn. Nordmann, *6* (1941).
Gunz, zit. nach *Redwitz* und *Fuss.*
Gussenbauer und *Winiwarter,* Arch. klin. Chir. *19,* 347 (1876).

v. Haberer, Arch. klin. Chir. *114,* 127 (1920).
— Zbl. Chir. 66 (1930).
— Dtsch. Z. Chir. *172,* 516 und 1 (1922).
— Münch. med. Wschr. 915 (1933).
— Zbl. Chir. 1321 (1922).
— Arch. klin. Chir. *119,* H. 4 (1922).
— Wien. klin. Wschr. 419 (1944).
— Arch. klin. Chir. *146,* 651 (1927).
— Zbl. Chir. 1930.
— Zbl. Chir. *58,* 890 (1931).

v. Haberer, Zbl. Chir. 50 (1931).
— Fschr. Ther. 1932.
— Zbl. Chir. 1933.
— Dtsch. med. Rdsch. *8/9* (1949).
— Dtsch. Z. Chir. *200,* 212.
— Dtsch. Z. Chir. *245,* 744.
— Zbl. Chir. 67 (1924).
— Arch. klin. Chir. *109,* 413 (1918).
— Arch. klin. Chir. *117,* 50 (1921).
— Arch. klin. Chir. *119,* 712 (1922).
— Arch. klin. Chir. *122,* 534 (1922).
— Arch. klin. Chir. *140,* 395 (1926).
— Wien. klin. Wschr. *14,* 327 (1919).
— Wien. klin. Wschr. *16,* 413 (1919).
— Zbl. Chir. *72,* H. 5 (1947).
— Arch. klin. Chir. 1920.
— Arch. klin. Chir. *106,* 532 (1915).
— Die wechselvolle Auffassung der Rolle des Pylorus bei der Geschwürskrankheit. Graz: Leuschner und Lubensky, 1925.
— Münch. med. Wschr. 1577 (1933).
— Zbl. Chir. 666 (1918).
— Arch. klin. Chir. *196,* 110 und 304 (1939).
— Zbl. Chir. 1654 (1939).
— Arch. klin. Chir. *107,* 189.
— Arch. klin. Chir. *204,* 462 (1943).
— Med. Klin. 1421 (1939).
— Münch. med. Wschr. *II,* 1473 (1935).
— Neue dtsch. Klin. *6,* 770.
— Mitt. Grenzgeb. Med. u. Chir. *31,* 442 (1918/19).
Hacker, Arch. klin. Chir. *32,* 616 (1885).
Häffner, Wien. med. Wschr. 1947.
Hagemann, zit. nach *v. Bergmann.*
Hanke, Arch. klin. Chir. *87,* 675.
Hartmann-Howart, R., Arch. int. Med. *44,* 314—338 (1929).
Harvey und *Bensley,* zit. nach *Rosemann,* Landoid Lehrb. d. Phys. des Menschen.
Hauser, Das chronische Magengeschwür, sein Vernarbungsprozeß und seine Beziehungen zur Entwicklung des Magen-Ca. Leipzig: Vogel, 1883.
— Münch. med. Wschr. 1209 (1910).
Hayem, zit. nach *Redwitz* und *Fuss.*
Healy und *Sauer,* Ann. Surg. *130,* 985 (1949).
Heidenhain, Phys. der Absonderungsvorgänge in Hermann-Handb. Phys. *5* (1883), Leipzig.
Heilmeyer, Arch. klin. Med. *48* (1925).
Heineke, zit. bei *Narath,* Dtsch. Z. Chir. *136,* 67.
Henning, Aus Lehrb. d. spez. path. Phys. Jena: G. Fischer, 1935.
Henning und *Morawitz,* zit. bei *Rieder,* Arch. klin. Chir. 196 (1939).
Henningsen-Griesmann, Chirurg, 858 (1937).
Hermann und *Mayer,* Dtsch. Z. Chir. *285,* 495.
Hess (Eppinger), Die Vagotonie: v. Noordens Samml. klin. Abh. über Path. u. Ther. d. Stoffw. *10/11* (1910). Berlin: Hirschwald.
Hewer, L., Recent Advances in Anesth. and Analg.
Hoche, Zbl. Chir. 998 (1932).

Hoche und *Marangos*, Arch. klin. Chir. *169*, 628.
Hoffmann, Bruns Beitr. *114* (1911).
Hohlbaum, Arch. klin. Chir. *113*, 499 (1920).
Holubec, Zbl. Chir. 1940.
Holzknecht, Dtsch. Z. Chir. *105* (1910).
Horsley, ref. Z. org. Chir. *38*, 229 (1927).
Horwitz, Arch. klin. Chir. *109*, 567 (1918).
Howart, Jones W., Brit. med. J. 119, Jänn. 21 (1933).
Huber, Wien. Beitr. Chir. *3*. Wien: W. Maudrich, 1949.
— Schattenseiten der Ulcuschirurgie. Wien: W. Maudrich, 1949.
— Wien. med. Wschr. *98*, 89 (1948).
Hügin, W., Helv. chir. act. Vol. 16, Fasc. 1/57.
— Helv. chir. act. Vol. 16, Fasc. 3/205.
Hufford, zit. nach *Kalk*.

Imperati, zit. nach *Naegeli*.

Jäger, zit. nach *Singer*, Wien. klin. Wschr. *43* (1921).
Jakobovici, Zbl. Chir. 2606 (1932).
Jatrou, Dtsch. Z. Chir. *159* (1920).
Jaworski, Wien. klin. Wschr. 5 und 17 (1889).
Jaworski und *Silbermann*, Arch. klin. Med. 499 (1886).
Jianu, Wien. klin. Wschr. 1910.
Judin, Arch. klin. Chir. *161*, 517.
Jürgens, zit. nach *Babkin*.

Kaensche, Dtsch. med. Wschr. *49* (1892).
Kaiser, Münch. med. Wschr. *49* (1909).
Kaiserling und *Ochse*, Virchows Arch. *298* (1937).
Kalima, Arch. klin. Chir. *128* (1924).
— ref. Zbl. Chir. 1391 (1925).
Kalk, Neue dtsch. Klin. *6*, 726.
— Zbl. Chir. 1092 (1933).
— Dtsch. med. Wschr. 1936.
Katsch, Aus *Bergmann*, Handb. inn. Med. Berlin: Julius Springer, 1926.
Katzenstein, Berl. klin. Wschr. 1751 (1908).
— Arch. klin. Chir. *100* (1913).
— Zbl. Chir. 509 (1913).
Kaufmann, Arch. Verdgskrkh. *13* (1907).
— Lehrb. spez. path. Anat. 1922.
Kawamura, Mitt. Grenzgeb. Med. u. Chir. *26*, 379 (1913).
Kehrer, Mitt. Grenzgeb. Med. u. Chir. 27 (1914).
Kelling, Arch. Verdgskrkh. *24* (1918).
— Arch. klin. Chir. *109*, 775 (1918).
Kemp, W. H., Anesth. u. Analg. Nov., Dez., 1936.
Keppich, Berl. klin. Wschr. *17* (1921).
Kirmann, Chirurg 468 (1938).
Kirschner, M., Zbl. Chir. *49*, 428 (1922).
— Allg. u. spez. Op.Lehre, Bd. II. Berlin: Julius Springer, 1932.
Kirschner und *Mangold*, Mitt. Grenzgeb. Med. u. Chir. *23* (1921).
Kirschner und *Philippides*, Chirurg *VI*, 193 (1934).
Klages, Zbl. Chir. 776 (1941).

Klauser, Dissertation Kiel, 1900, Entstehung d. Magenkarz. aus chronischen Magen geschwüren.
Klee, Pflügers Arch. *154* (1913).
Klotz und *Straten,* Klin. Wschr. 1953 (1931).
Klug, Pflügers Arch. *92,* 281 (1902).
Kocher, A., Dtsch. Z. Chir. *116,* 183 (1912).
Kocher, Th., Arch. klin. Chir. *42,* 542 (1891).
— Zbl. Chir. 30. Jg., 1903.
Köle, Zbl. Chir. 1950.
Koenecke, Klin. Wschr. *25* (1922).
— Arch. klin. Chir. Bd. 120, H. 3.
Körte, zit. nach *v. Bergmann.*
— Mitt. Grenzgeb. Med. u. Chir. Bd. 2/8.
Kolff, W. J., Ndld. Tijdschr. Geneesk. 1571—1579 (1941).
Konjetzny, Bruns Beitr. 85 (1913).
— Zbl. Chir. *52* (1923).
— Arch. klin. Chir. *133* (1924).
— Arch. klin. Chir. *129* (1924).
— Chirurg, 4 (1932).
Konjetzny und *Kastrupp,* Chirurg, *VI,* 433 (1934).
Kopp, Ndld. Tijdschr. Geneesk. Jg. 69, Nr. 15 (1925).
Korzinski, Arch. klin. Med. *47* (1891).
Kotzoglu, Dtsch. Z. Chir. *221,* 223 (1929).
Kraft, Wien. klin. Wschr. 51 (1924).
Kratochvil, Wien. klin. Wschr. 974 (1939).
Kreeke, Dtsch. Z. Chir. *172,* 346 (1922).
Krehl, Arch. Anat. u. Physiol. 278 (1892).
Kretschmar, Körperbau und Charakter. Berlin: Julius Springer, 1921.
Kreutzer, Bruns Beitr. *49,* 380 (1906).
Krönlein, Zbl. Chir. *40,* 744 (1888).
— Verh. dtsch. Ges. Chir. 1906.
— Arch. klin. Chir. 664 (1906).
Kubany, Zbl. Chir. 2595 (1938).
Küttner, Arch. klin. Chir. *93* (1910).
— Arch. klin. Chir. *101* (1913).
— Chirurg. Kongr., Verh. 2. Teil, 637 (1910).
Kunika, Dtsch. Z. Chir. *118,* 483 (1912).
Kunz, Arch. klin. Chir. *120,* 419 (1929).
— Zbl. Chir. 386 (1938).
— Zbl. Chir. 1158 (1935).
— Arch. klin. Chir. *160,* 390.
— Das akute Abdomen. Wien: Urban und Schwarzenberg, 1948.
Kuttner, Dtsch. med. Wschr. *20* (1918).
— ref. Münch. med. Wschr. *9* (1918).
— ref. Z. org. Chir. *16,* 37.

Lacène, Bull. et man. de la Soc. nat. de Chir. Bd. 54.
Lam, Amer. J. Surg. *74,* 117 (1947).
Lameris, Dtsch. Z. Chir. *189,* 1 (1924).
Landauer, zit. nach *Redwitz* und *Fuss.*
Lane, zit. bei *Perthes.*
Langensjöld, zit. nach *Redwitz* und *Fuss.*
Langley, zit. nach *Redwitz* und *Fuss.*

Lauenstein, zit. nach *Redwitz* und *Fuss.*
Lempp, Langenbeck Arch. *76,* 323 (1905).
Leotta, Boll. accad. Lancis Roma VIII, 1936.
Leriche, Gaz. hosp. 1489 (1928).
— zit. bei *v. Eiselsberg,* Wien. med. Wschr. 1929.
Leube, Spez. Diagn. Leipzig: Vogel, 1904.
— Mitt. Grenzgeb. Med. u. Chir. Bd. 2/1.
— Dtsch. Arch. klin. Med. *23,* 98.
Lewicki, Wien. klin. Wschr. 664 (1943).
Lewit, Zbl. Chir. 740 (1912).
Lichtenbelt, Die Ursachen d. chron. Magengeschw. Jena: G. Fischer.
Lisa, James R., and *David S. Likely,* Arch. Surg. 40 (1940).
Löhr, Dtsch. Z. Chir. Bd. 187.
— Dtsch. Z. Chir. *137,* 1 (1916).
Löwy, zit. nach *Schur,* Wien. klin. Wschr. *29,* 464 (1946).
Lorenz und *Schur,* Arch. klin. Chir. *119,* 239 (1922).

Mac Auliff, zit. nach *Redwitz* und *Fuss.*
Mac Carty, J. canc. res. 12 (1925).
— Surg. Gyn. and Obst. *10* (1910).
Madlener, Zbl. Chir. 1923.
— Zbl. Chir. 76 (1924).
— Zbl. Chir. 450 (1927).
— Zbl. Chir. 360 (1939).
Magnus, zit. nach *Redwitz* und *Fuss.*
— zit. nach *Denk,* Arch. klin. Chir. *116,* 1 (1901).
Maier, Dtsch. Z. Chir. *172,* 117 (1922).
Maingot, R., Technique of Gastric Operations, Oxford University Press. London: Humphrey Milford, 1941. S. 150.
Mandl, Wien. klin. Wschr. 201 (1948).
— Wien. med. Wschr. *11,* 507 (1920).
— Zbl. Chir. 875 (1933).
— Arch. klin. Chir. *115* (1921).
Mann, zit. nach *Naegeli.*
Mann und *Williamson,* ref. Z. org. ges. Chir. *23,* 264.
Marchand, Dtsch. Z. Chir. Lief. 16 (1901).
Marchetti, zit. nach *Hauser.*
Martin, zit. nach *Walton.*
Mathieu, zit. nach *Bergmann.*
Matthes, Zieglers Beitr. z. path. Anatom. *13* (1893).
Maurer, zit. nach *Schliephake* und *Meuwsen.*
Mayer, S., Wien. med. Wschr. 1948/49.
Mayo, Surg. Journ. *195,* 21, 988.
— zit. bei *Narath,* Dtsch. Z. Chir. 136.
— zit. bei *Bier-Braun-Kümmel,* Op.Lehre, *3* (1933).
Mazarelli, zit. nach *Naegeli.*
Meulengracht, Zbl. Chir. 1926.
— Wien. klin. Wschr. *II* (1938).
Mikulicz, Grenzgeb. Med. u. Chir. *2,* 184 (1897).
Mikulicz und *Tiegel,* zit. nach *Denk,* Arch. klin. Chir. *116* (1921).
—, — Arch. klin. Chir. 57. Jg., 898, S. 524.
Minnit, R. M., Pro. Roy. Soc. med. (An. Sec.), Dez., *II* (1932).

Mintz, Z. klin. Med. *25*, 123.
Miyagawa, ref. Z. org. Chir. *25*, 329.
Möller, Erg. int. Med. u. Kinderhk. 7 (1911).
Mörl, Bruns Beitr. 159 (1934).
Molley, zit. nach *Kalk*.
Moosberg, Hygica (Stockholm) 95, ref. i. Z. org. Chir. 66.
Moritsch, Arch. klin. Chir. *160*, 420.
Moritsch, P., Die Schmerzverhütung bei chirurgischen Eingriffen. Wien: W. Maudrich, 1949.
— Mitt. in der Vereinigung d. Chirurg. Wien, 9. VI. 1949.
Morton, ref. Z. org. Chir. *38*, 648.
Moser, Schweiz. med. Wschr. *79*, 1949/18/408.
— Wien. klin. Wschr. *61*, 35 (1949).
— Wien. med. Wschr. 1950.
Moszkowicz, Arch. klin. Chir. *86*, 887 (1908).
— Arch. klin. Chir. *122* (1922).
Moynihan, zit. nach *Bergmann*.
— Wien. med. Wschr. *10* (1912).
— Brit. med. J. 1908.
— Grenzgeb. Med. u. Chir. *16*, 143 (1906).
— Das Ulcus duodeni. Dresden und Leipzig: Verlag Th. Steinkopf, 1913.
Mühsam, Klin. Wschr. *II*, 2282 (1931).
Müller, zit. nach *Bergmann*.
Müller, P., Bruns Beitr. *115* (1919).
— Bruns Beitr. *123* (1921).
Müller, P., und *Fenwick*, zit. nach *Walton*.
Naegeli, Pathol. Physiol. Erkrk. Berlin: Julius Springer, 1938.
Narath, Zbl. Chir. 1858 (1940).
— Dtsch. Z. Chir. *136*, 62 (1916).
Nather, Wien. klin. Wschr. *31* (1923).
Neuffert, Chirurg, 664 (1938).
Neumann, Virchows Arch. *184* (1906).
Nissen, Zbl. Chir. 483 (1933).
Nordmann, Arch. klin. Chir. *73*, 873 (1904).
Nothaas, Klin. Wschr. 637 (1941).
Novak, Bruns Beitr. *131* (1924).

Ohly, zit. nach *Bohmansson*.
Okkels, zit. nach *Redwitz* und *Fuss*.
Oliani, Arch. Soc. ital., ref. Z. org. Chir. *46*, 782 (1929).
— zit. bei *v. Eiselsberg*, Wien. klin. Wschr. 519 (1929).
Ophüls, zit. nach *Redwitz* und *Fuss*.
Orator, Zbl. Chir. *23* (1922).
— Zbl. Chir. 1095 (1933).
— Surg. Gyn. a. Obst. 1928.
— Mitt. Grenzgeb. Med. u. Chir. *35* (1922).
— Virchows Arch. *256* 202.
— Dtsch. Z. Chir. Bd. 202.
— Dtsch. Z. Chir. 196 (1926).
— Ges. d. Ärzte Wien, Febr. 1925.
— Arch. klin. Chir. *134*, 663 (1925).
— Arch. klin. Chir. *134*, 736 (1924).
Orator und *Gordon*, Dtsch. Z. Chir. 196 (1926).

Orator und *Metzler*, Dtsch. Z. Chir. *202*, 167.
Oser, Zbl. Chir. 1938.

Page, May, zit. nach *Redwitz* und *Fuss*.
Pallin, Act. chir. scand. 79 (1932).
Palosch, L. A. und *Szima, F.*, Wien. klin. Wschr. *43*, 703 (1946).
Paraskevas und *Sapkas*, Ther. Umschau *11* (1949), Bern.
Paschkis und *Orator*, Wien. klin. Wschr. 2 (1923).
Pasitsch, zit. nach *Redwitz* und *Fuss*.
Patzelt, Histol. Lehrb. Mediz. Wien: Urban und Schwarzenberg, 1946.
Paviot und *Chevallier*, zit. nach *Cebavs* und *Probst*.
Pavy, Zbl. Chir. 636 (1907).
Pawlow, Arb. d. Verdauungsdrüsen. Wiesbaden, 1898.
Payer, Chir. Kongr., Verh. 2. Teil, S. 640 (1910).
— Zbl. Chir. *27*, 59 (1904).
Payr, Langenbeck Arch. *93*, 436.
Perelmann, Sowet. Chir. 8 (1936).
Permann, zit. nach *Redwitz* und *Fuss*.
Perthes, Dtsch. Z. Chir. 464 (1914).
Pessler, Zbl. Chir. 834 (1942).
Petren, G., Chirurg, *14*, 705 (1942).
Petsopoulos, Grenzgeb. Med. u. Chir. *44*, 181.
Peyser, Dtsch. Z. Chir. *168*, 409 (1922).
Pflüger, zit. nach *Redwitz* und *Fuss*.
Philippides, Chirurg, *8*, 687 (1936).
— Chirurg, 217 (1938).
Plaut, Arch. Verdgskrkh. *19* (1913).
Plenk, Wien. med. Wschr. 238 (1948).
— Zbl. Chir. 3019 (1936).
Pockhammer, Arch. klin. Chir. *82*, 847 (1907).
Polya, Zbl. Chir. 892 (1911).
Popielski, Zbl. Physiol. *178* (1920).
Popp und *Nana*, Zbl. Chir. 1940.
Porges, Verh. Ges. Verdgskrkh. 266, Berlin, 1924.
Posselt, zit. nach *v. Bergmann*.
Potain, zit. nach *Redwitz* und *Fuss*.
Prader, Arch. klin. Chir. 120.
Prout, zit. nach *Rosemann*, Landois Lehrb. Phys. d. Menschen.
Puhl, Virchows Arch. *260* (1926).
— Virchows Arch. *265* (1927).
— Arch. klin. Chir. *158* (1930).
Puhl und *Brodersen*, Arch. klin. Chir. *168* (1931).

Quincke, zit. nach *Bergmann*, Handb. inn. Med.

Redwitz, Bruns Beitr. 122.
Redwitz und *Fuss*, Neue dtsch. Chir. Bd. 42. Stuttgart: Enke, 1928.
Reeves, zit. nach *Usadel*.
Reichel, Dtsch. Z. Chir. *227*, 223 (1930).
Reschke, Arch. klin. Chir. *186*, 449.
Ribbert, ref. Z. org. Chir. 730 (1915).
Richter, Verh. dtsch. Ges. Chir. *I* (1913).
Rieder, Arch. klin. Chir. *196*, 640 (1939).

Riegel, Münch. med. Wschr. *44* und *45* (1885).
— Z. klin. Med. *11* (1886).
— Dtsch. med. Wschr. *20* (1904).
Ringel, Zbl. Chir. 230 (1920).
Ritschel, Virchows Arch. *109* (1887).
Röpke, Verh. dtsch. Ges. Chir. 170 (1912).
Rössle, Münch. med. Wschr. 2 (1912).
— Mitt. Grenzgeb. Med. u. Chir. 766 (1913).
Rohde, Arch. klin. Chir. *15* (1921).
Rokitanski, Handb. path. Anat. Wien, 1842.
Rosemann, Landois Lehrb. d. Phys. d. Menschen. Berlin und Wien: Urban und Schwarzenberg, 1929.
Rosenauer, Wien. klin. Wschr. 285 (1949).
Rosenheim, Dtsch. med. Wschr. 1—3 (1895).
Rosenow, zit. nach *Kalk.*
Rubow, Arch. Verdgskrkh. *12* (1906).
Rubritius, Verh. dtsch. Ges. Chir. 1906.
Rüdigier, Dtsch. Z. Chir. *14,* 252 (1881).
— Zbl. Chir. 1313 (1904).
Rütimeyer, zit. nach *v. Bergmann.*

Saegesser, Ther. Umschau, S. 17, Bern, 1949.
— Spez. chir. Ther. Bern: H. Huber, 1949.
Sasse, Münch. med. Wschr. 2213 (1911).
— Zbl. Chir. 600 (1913).
Seidl, Dtsch. Z. Chir. *259,* 489 und 480.
— Zbl. Chir. 603 (1943).
Seifert, Dtsch. Z. Chir. *255,* 501.
Siebert und *Molley,* zit. nach *Kalk.*
Sigaud, zit. nach *Redwitz* und *Fuss.*
Silvia-Mello, Med. Klin. 1935.
Sipos, E., Zbl. Chir. 506 (1941).
Smidt, Arch. klin. Chir. *125,* 26.
— Arch. klin. Chir. *130,* 307.
— Kirschner-Nordmann, Bd. 6. Berlin und Wien: Urban und Schwarzenberg.
Spath, F., Dtsch. Z. Chir. *196,* 39 (1926).
— Dtsch. Z. Chir. *205,* 113 (1927).
— Dtsch. Z. Chir. *233,* 563 (1931).
— Dtsch. Z. Chir. Bd. 237, 3. Heft, 1932.
— Kriegschir. Ratgeber. München-Berlin: J. F. Lehmann, 1941.
Schiff, Wien. klin. Wschr. *15* (1919).
Schliephake und *Meuwsen,* Dtsch. med. Wschr. *27/28* (1949).
Schmid, Der operierte Magen. Verl. Schuster, 1930.
Schmidt, I. E., Mitt. Grenzgeb. Med. u. Chir. *22* (1910).
Schmidt, R., Med. Klin. 1923.
Schmieden, Arch. klin. Chir. *118,* 1 (1921).
— Chir. Behandl. d. Geschw. d. Magens u. Zwölffingerd. Bier-Braun-Kümmel, Op. Lehre, *3* (1933).
Schmilinsky, Zbl. Chir. 416 (1918).
Schneider, Arch. klin. Chir. *201,* 109 (1941).
Schnitzler, J., Med. Klin. Jg. 9, Nr. 44, S. 1803 (1913).
Schoemaker, Arch. klin. Chir. *94,* 541 (1911).
Schönbauer, Arch. klin. Chir. *201,* 575 (1940).

Schönbauer und *Orator,* Wien. klin. Wschr. 4 (1924).
Schönberg, Berl. klin. Wschr. 53 (1912).
Schöne, Zbl. Chir. 1665 (1936).
Schröter, Dtsch. Z. Chir. *38,* 296 (1894).
Schulz, Arch. Verdgskrkh. *11* (1905).
Schur, Wien. klin. Wschr. *13,* 607 (1949).
— Wien. klin. Wschr. *29,* 464 (1946).
— Diskussion zu *Mandl,* Wien. klin. Wschr. 215 (1949).
Schur und *Plaschkes,* Mitt. Grenzgeb. Med. u. Chir. *28,* 795 (1915).
Schwann, zit. nach *Rosemann.*
Schwarz, E., Arch. klin. Chir. *104,* 694 (1914).
— Bruns Beitr. *147,* 116 (1929).
Schwarzmann und *Exner,* Mitt. Grenzgeb. Med. u. Chir. *28* (1915).
Stahnke, Arch. klin. Chir. *132* (1924).
Stapelmohr, Dtsch. med. Wschr. *127* (1918).
Starlinger, Arch. klin. Chir. *162,* 564.
— Arch. klin. Chir. *160,* 162 (1930).
— Wien. klin. Wschr. 1467 (1937).
Starlinger und *Winkelbauer,* Arch. klin. Chir. *140,* 460 (1926).
Steber, Münch. med. Wschr. *20,* 648 (1917).
Stewart, zit. nach *v. Bergmann.*
Stieda, Dtsch. Z. Chir. 59. Jg., S. 511 (1901).
Stierling, Dtsch. Z. Chir. *152,* 358 (1920).
Stiller, Z. angewandt. Anat. u. Konstit.Lehre *6* (1920).
Stöhr, Virchows Arch. *292,* 85.
Straaten, Arch. klin. Chir. *176,* 236 (1933).
Strohmeyer, Beitr. z. path. Anat. u. z. allgem. Path. *54* (1912).
Strümpel, Lehrb. d. spez. Path. u. Ther. d. inn. Krkh. Leipzig, 1922.
Stuber, Z. exper. Path. u. Ther. *16* (1914).
— Münch. med. Wschr. *23* (1914).
Stumpf, Bruns Beitr. *59,* 551 (1908).

Tanner, Post-Graduate med. J. p. 25, Jän. 1932.
Tappeiner, Bruns Beitr. *80,* 408 (1912).
Teneff, Coll. of Surg. Bd. 12, Nr. 5 (1949).
Thelemann, zit. nach *v. Bergmann.*
Tiemann, Diss., Kiel, 1900.
Tomson, Mitt. Grenzgeb. Med. u. Chir. Bd. 2/7.
Trojani, zit. bei *Narath,* Dtsch. Z. Chir. 1936.
Turk, zit. nach *Walton.*

Umber, Dtsch. med. Wschr. *2* (1935).
Usadel, Arch. klin. Chir. *138* (1925).

Virchow, Wien. med. Wschr. *26* und *27* (1857).
Vogel, Chirurg, *14,* 728.
— Zbl. Chir. 1073 (1937).
Volhard, Z. klin. Med. 42 und 43 (1901).

Walters, W., The Surg. Clinic of Northamerica, Vol. 29, Nr. 5, Okt. 1949.
Walton, The Surg. Dyspep. London: Edward Arnold u. Sohn, 1930.
Weese, Arch. klin. Chir. *201,* 543.
Westphal, K., Grenzgeb. *32,* 659 (1920).

Westphal, K., Dtsch. Arch. klin. Med. *114* (1914).
— Z. klin. Med. 96 (1923).
Wild, K. H., Behandl. d. großen Magenblutung. Dresden: M. Dittert u. Co., 1941.
Wilekie, zit. nach *Redwitz* und *Fuss.*
Wilmanns, Zbl. Chir. *53,* 874 (1926).
— Zbl. Chir. *12,* 1237 (1949).
Wilms, Zbl. Chir. 1087 (1911).
Winiwarter, zit. nach *v. Bergmann.*
Winkelbauer, Zbl. Chir. 2946 (1927).
— Arch. klin. Chir. *160,* 39 (1930).
— Arch. klin. Chir. *140,* 427 (1926).
— Wien. med. Wschr. 777 (1929).
— Wien. med. Wschr. *10* (1942).
Winkelbauer und *Hogenauer,* Mitt. Grenzgeb. Med. u. Chir. *41,* 49.
Woltmann, Edward E., Amer. J. Digest. Dis. *8,* 39 (1941).
Wydler, Mitt. Grenzgeb. Med. u. Chir. *35,* 171.

Yudin, S. S. Acta med. U. R. S. S. *3,* 359 (1940).
Yzeren, Zbl. Path. *13* (1902).

Zaengel, Klin. Med. 701 (1949).
Ziegler, Krebsarzt, 4. Jg., S. 49.
— Lehrb. path. Anat.
Ziemssen, zit. nach *Redwitz* und *Fuss.*
Zironi, Langenbeck Arch. *91,* 662 (1910).
Zukschwerdt, Z. exper. Med. *79,* 578 (1931).
— zit. bei *Rieder,* Arch. klin. Chir. 196 (1939).
Zukschwerdt und *Becker,* Dtsch. Z. Chir. *241,* 39.
Zukschwerdt und *Eck,* Dtsch. Z. Chir. *236,* 424.